LA HORA
FELIZ

LA HORA DE ACTUAR EN LA
ERA POST-CONSUMISTA

JAVIER OTADUY

LA HORA
FELIZ

LA HORA DE ACTUAR EN LA
ERA POST-CONSUMISTA

JAVIER OTADUY

Dedicatoria

Le dedico este libro a Nicolás y Natalia, mis dos faros tan queridos y constantes en la vida, a Godoleva siempre dándome ideas e inputs, a mi madre Carmen fuente incansable de inspiración en la vida, a mi padre José por su sabiduría y búsqueda de conocimiento sin fin, y a mis hermanos Edurne, Margarita y Sebastián por esa cercanía y complicidad invisible que hemos mantenido a través de los años. Además quiero dar un agradecimiento especial a Andrés López y a Dinorah Miller por darme de su tiempo para charlar de temas esenciales del libro.

CONTENIDO

CONTENIDO

1. ¿NECESIDAD, DESEO O COMPULSIÓN?

LA INSACIABILIDAD DE NUESTROS DESEOS

"La actividad de consumo se ha convertido en una especie de plantilla o modelo para la manera en que los ciudadanos de las sociedades occidentales contemporáneas han acabado percibiendo todas sus actividades". Colin (citado en Bauman, 2010).

No todo es consumir: más, menos o mejor, consumir menos es más, consumir verde, consumir causas o conciencia, consumir algo porque lo merecemos, yoga o fitness, consumir series de televisión por horas y horas, consumir comida rápida o comida molecular, cine de arte o consumir Hollywood, consumir moda rápida o tecnología sin obsolescencia programada, consumir plástico o bambú, etc. Tampoco el hecho de dejar de consumir como escapatoria a nuestra conducta consumista le resta relevancia al tema —de hecho lo enfatiza—, aunque signifique no consumir carne, huevos, tele, comida chatarra, gluten, marcas americanas, moda rápida de Zara o H&M, marcas masivas, discursos políticos, Televisa, Monsanto, Cineteca Nacional, etc.

Casi siempre el hecho de no consumir algo implica más bien sustituir un consumo por otro, pero mantiene la atención en el consumo de cierto objeto, producto, servicio, idea, atmósfera o experiencia. Entonces, en este caso más bien estaríamos hablando de alter-consumo, tan de moda en nuestros tiempos: el hecho de consumir lo alternativo, lo local, lo artesanal, lo orgánico, lo no masivo o no popular.

Y es que consumir se ha vuelto más que un simple hábito, un uso o la satisfacción de una necesidad o deseo; se ha convertido en nuestra filosofía, nuestro parámetro de éxito o fracaso en la vida, la vara con la que nos medimos y con la que calibramos a los demás, que nos ha llevado a analizar si somos ciudadanos o consumidores conscientes. El consumo está inmerso en nuestro sistema de valores, en nuestra visión de las cosas. Hoy se aplica más que nunca la frase: "dime qué consumes y te diré quién eres".

Por otro lado, algo de lo que hablamos tanto en la actualidad como el hecho de compartir (contenido, pensamientos, fotos, videos o ideas), significa consumir lo de otros o hacer a otros consumir lo nuestro. Hablamos de la maravilla que significa compartir experiencias, viajes, lugares, contenidos o momentos con otros en redes sociales y aunque es verdad que esto representa algo muy valioso en nuestros tiempos, eso no lo remueve de la dinámica del consumo, de consumir posts, fotos, videos, snapchats, noticias, retuits, contactos, gifs, emoticonos, etc. Además, mucho de esto es en realidad un "consumo de reojo" o "de pasadita" porque no se ve, lee o escucha en su totalidad, sino sólo trozos. Se ven comienzos o pedazos de videos, links de artículos sin leer el artículo adjunto, los primeros tres renglones de una idea de doce, etc. Por otro lado, en ocasiones también consumimos información falsa, contenidos no verídicos, o información sesgada con intereses particulares, pero al final consumimos mucha información; de hecho, hay quienes nombran a este fenómeno de saturación de la información infobesidad, como si viviéramos la época de la obesidad o el exceso de información, cuando en realidad no estamos mejor informados que antes.

El problema no es consumir en sí, sino que muchas veces lo hacemos en exceso. Simultáneamente, es frecuente que no lleguemos a consumir más que unas pocas veces algo que acabamos de comprar, o que tiremos algo que no llegamos a consumir totalmente —o de hecho nunca consumimos o usamos—. En nuestros tiempos, gran parte de lo que tenemos en nuestros clósets se usa una o dos veces únicamente.

Por otro lado, es muy común escuchar en nuestra sociedad preguntas referentes a la cantidad de algo: cuánto gana determinada persona, cuántas calorías gasta alguien haciendo cierto tipo de ejercicio, cuántos puntos de su tarjeta usó alguien para comprar x cosa, cuántos destinos visitó cuando se fue de vacaciones tal persona, cuánto dinero recargó en su teléfono, cuantas millas utilizó para viajar, cuántos amigos tiene en Facebook, cuantos likes le dieron a su nueva foto de perfil, cuántos megapíxeles tiene la cámara de su teléfono inteligente; en fin, tal parece que todo lo queremos medir o cuantificar.

Existen temas en los que parece que no nos regimos

Javier Otaduy

por el cuánto o por la cantidad, pero al final aparece un número o un parámetro. Por ejemplo, escuchamos que alguien se regala a sí mismo la asistencia a un spa para una nueva dieta detox de algo que al final tiene un costo, o que alguien va a la India a un curso o va a un retiro espiritual que cuesta cientos o miles de dólares — y comparte gran cantidad de fotos—, alguien que sólo usa focos ahorradores en su casa, o que presume cuántas canciones tiene en su playlist. Todo al final tiene que ver con consumir algo, con una medida numérica, con la cuantificación de todo, hasta de conceptos tan abstractos como las emociones, los deseos, la lealtad, la credibilidad, el apego a un culto, y la espiritualidad.

Y claro está, nadie se declara consumista de manera expresa, pero tampoco prácticamente nadie se quiere bajar del tren del consumo, ni los consumidores, empresas, gobiernos o instituciones. Las empresas se suelen interesar en lo que el consumidor necesita, desea, en lo que se encapricha o en cómo hacerle la vida más fácil o conveniente, pero en realidad se preocupan muy poco de lo qué pasará si continuamos con esta espiral de consumo, de compra compulsiva de cosas que nunca llegamos a consumir del todo, que intercambiamos o tiramos después de haber ocupado un mínimo de su vida útil.

Por ejemplo, existen mujeres que acumulan más de 100 bolsas —una para cada ocasión—, hombres que se obsesionan con adquirir el último smartphone, o quien posee muchos pares de tenis: tres para correr, uno para caminar, otro para ir al gimnasio, otro para cuando sale de la ciudad, otro para los viernes casuales, otro para jugar tenis, y otro par más porque la moda de hoy es traer los Adidas Stan Smith.

Lo anterior tiene que ver tanto con que las necesidades de los consumidores se han sofisticado y se han vuelto más exigentes, como con que las empresas han ido segmentando y sub-segmentando mercados hasta lanzar productos especiales para cada necesidad, ya que lo único importante es hacer crecer el negocio. La voracidad por crecer y apelar a nuevos segmentos ha creado un exceso de opciones, que en muchos casos en vez de ayudar al consumidor a escoger, lo abruma.

Por otro lado, aparecen productos que llenan muchas necesidades a la vez, lo que ofrece mayor versatilidad y conveniencia al consumidor. La conveniencia —o hacernos la vida más cómoda— es una fuerte tendencia en gran cantidad de categorías de productos o servicios. Por ejemplo, los pantalones joggers que puedes utilizar para trabajar, correr, caminar, ir a un concierto, días de lluvia —porque son resistentes al agua— y andar en bici. O que puedas pedir comida a tu casa desde una app o con una llamada, del lugar que prefieras, a la hora que quieras, con sólo teclear en tu smartphone, ¡qué experiencia más conveniente!

Sin embargo, no todo en el mundo del convenience es positivo para nosotros, ni tendrá consecuencias beneficiosas para nuestra calidad de vida. Es conveniente usar audífonos inalámbricos y escuchar música desde que nos levantamos hasta que nos dormimos, pero no es conveniente usarlos para el contacto con el exterior, en momentos de socialización, cuando se afecte la eficacia en un trabajo, o cuando la seguridad se vea comprometida ante posibles percances o accidentes viales. El extremo y el no poner límites en nuestros hábitos es lo que nos está impactando, no el uso en sí de los innegables avances tecnológicos e innovaciones de nuestra época.

Por otro lado, los consumidores quieren más y más a costa de endeudarse. Y cuando hablamos de deudas no nos referimos exclusivamente a gente de nivel socioeconómico bajo, que no tienen otra vía más que los préstamos, las tandas o los empeños para poder consumir, sino también a consumidores de clase media y alta. En muchos de los casos encontramos que cuando un consumidor gana más, también consume proporcionalmente o desproporcionadamente más, y se endeuda.

Comprar a meses sin intereses es un hábito que ha proliferado en nuestro país, sea para adquirir un coche, unos jeans o un paraguas. El crédito nos hace sentir que tenemos un poder adquisitivo que no es real. Compramos a meses sin intereses pero con un interés: acumular más y más cosas —pantallas planas cada vez más grandes, ropa, coches, electrodomésticos, teléfonos inteligentes, sistemas de audio, zapatos, tecnología y más.

En ocasiones nos encontramos con alguien a quien sólo le alcanzaba para comprarse un coche compacto, pero se endeudó a cambio de tener uno de lujo, aunque viva en un departamento pequeño en una zona de nivel socioeconómico medio- bajo; personas que esperan más de una hora a que abran las tiendas para aprovechar una venta nocturna, el Buen Fin o el Black Friday; o alguien que consume decenas de juegos en su smartphone. Hay analistas que de hecho hablan de que los centros comerciales se han convertido en los templos de nuestra época, con sus rituales, días de asistencia y costumbres. Pero no importa si es en un centro comercial o desde un teléfono inteligente, los comportamientos son similares.

Yo no llego a tanto con la percepción de que el consumismo supla a alguna religión como algunos han afirmado, aunque es un hecho que el consumo está desbordado, y que de sostener estos niveles de consumo exagerados, los grandes recursos que nos proporciona este planeta pronto no nos alcanzarán. Y no sólo eso, este exceso de consumo no nos hace más felices ni nos deja más satisfechos una vez que tenemos las necesidades básicas completas; además, se vislumbran graves problemas de salud asociados a él, como obesidad, sobrepeso, diabetes, depresión, ansiedad y compensación por baja autoestima como nunca antes se había visto en la historia moderna. Parece que al hablar de consumo, no tenemos "llenadera".

Como lo confirman tantos estudios, consumir más tampoco representa mayor "bienestar", palabra tan en tendencia entre empresas de todo tipo. Pero, ¿qué es salud? ¿Qué es bienestar? ¿Porqué nos llevan las respuestas a la misma salida, es decir, a consumir más de algo, o dejar de consumir algo para consumir otra cosa, aunque sean productos enriquecidos, sin grasa, energizantes, balanceados, relajantes, orgánicos, naturales, con chía o té verde?

En la vida no todo es consumo, no todo es consumible. La felicidad no se puede comprar y eso se ha demostrado en innumerables investigaciones que se han realizado en el ámbito académico, económico o de mercadotecnia —de las cuales citaré algunas más ade-lante—, dado que alcanzar la felicidad implica una gran cantidad de conceptos que no se pueden mercadear o mercantilizar. Mucho de nuestro excesivo consumo enmascara otras necesidades o carencias que forman parte de nuestros tiempos, como miedos, temores, complejos, aburrimiento, inseguridades, estrés, ansiedades, incertidumbres o simplemente vanidad.

Tampoco podemos evadir la pregunta de por qué nos hemos vuelto tan consumistas, cuando tantas veces damos las mismas respuestas: porque me lo gané, porque lo valgo, porque soy libre de hacer con mi dinero lo que me de la gana, porque no soy tacaño y sé disfrutar el momento, o porque uno no sabe cuando se va a morir.

Si bien cada uno de estos argumentos son válidos —claro está—, no son suficientes para sostener y argumentar por qué nos hemos vuelto tan consumistas y por qué nos hemos llenado de cosas que nunca usamos, usamos muy poco, o que tiramos después de haber utilizado una sola vez. No son válidos en el sentido del futuro que nos espera si no cambiamos nuestras pautas de compra drásticamente en los siguientes años. Cambiar nuestros hábitos de consumo se puede volver un acto de supervivencia a futuro. De nada sirve el carpe diem si no tienes tiempo de aplicarlo. De nada le valió al personaje Raphaël de Valentin en el extraordinario libro La piel de zapa de Honoré de Balzac, tener un talismán para cumplir todos sus deseos, si como resultado de utilizarlo gran número de veces, su tiempo de vida se acortó, y cuando se dio cuenta ya era demasiado tarde. No dilatemos para tomar las riendas de nuestro consumo. Como dicen, cuando compramos algo estamos votando por el mundo que que-remos tener en el futuro, y parece que queremos seguir en el mismo mundo, pero todo indica que consumiendo a este ritmo ya no podremos.

Como planteó Armando Uriegas, director general de Nielsen México en el artículo "La clase media, la salvavidas del consumo en México" (Lara, 2017), desde 2009, el gasto del consumo en México había crecido entre 5% y 7% por año (sólo con excepción de 2010); lo que representó un aumento de entre dos y tres veces el PIB.

Por otro lado, ya en 2016 en el artículo "México, noveno país más dinámico en el mercado de lujo" (Amador, 2017), publicado en el periódico El Economista con datos de Euromonitor, se identifica a México como la novena potencia más fuerte del mundo en el mercado del lujo; mercado que creció 6% en 2016 y que del 2014 al 2019 crecería 34%, con el calzado, las fragancias, los relojes y la joyería como los principales impulsores del crecimiento del millonario mercado del lujo en México. Se trata del mercado que llamamos "aspiracional", de los que aspiran ir a más. Esto coloca a México como el mercado más importante del lujo en la región latinoamericana, con ventas de siete mil millones de dólares americanos en 2017 según Euromonitor, que se espera que lleguen a 10 mil millones en 2020. Y aunque el mercado del lujo va evolucionando hacia opciones de un estilo de vida más ético, amigable con el medio ambiente y sano, seguimos hablando de un consumismo que no para de crecer y sólo se transforma en cuanto a productos y servicios se refiere.

Si bien no se pueden negar los avances que representan el consumo de popotes que no sean de plástico, las nuevas botellas PET reciclables, la eliminación de las bolsas de plástico en las tiendas de autoservicio, y la sustitución de infinidad de materiales con que se fabrican los productos y las energías que utilizan para fabricarlos, el consumo sigue y seguirá desbordado si no hacemos como consumidores un cambio radical de nuestros patrones de consumo, más allá de sustituir materiales, fórmulas o productos — hecho que muchos de los analistas aplauden, pero perciben como insuficiente.

La realidad es que, siendo sinceros con nosotros

mismos, nos hemos sobrepasado, nos hemos excedido, y esto tiene un costo: tendrá graves consecuencias en nuestro futuro, nuestro medio ambiente, nuestra forma de interactuar con los demás, y nuestra felicidad. En innumerables casos nos hemos convertido en personas que consumimos compulsivamente, excesivamente y con el afán de compensar aspectos de nuestras vidas a través del consumo. Esto se suma al hecho de que las empresas muestran una obsesión constante por aumentar ventas, ganar participación del mercado, mejorar el margen de utilidad a como de lugar, y justificar siempre toda acción con la ley de oferta y la demanda, con que el mercado es el que dicta, enalteciendo sólo las virtudes del libre mercado sin mirar las consecuencias, y con la premisa recu-rrente de que para ser un planeta próspero hay que crecer y crecer, lograr un fuerte consumo interno en los países.

Nos hemos convencido a nosotros mismos —independientemente de nuestra ideología, postura política o religión— de que crecer es la única vía, y que estamos en libertad de consumir aquello para lo que tengamos alcance o aquello que podamos obtener a través de créditos; pero nos vamos dando cuenta también de que no es benéfico para nosotros ni para el planeta el crecimiento a cualquier costo.

"El crecimiento, dicen los críticos, no sólo está fallando en hacernos más felices, también es desastroso en términos ambientales" (Skidelsky y Skidelsky, 2013).

En la medición del PIB o producto interno bruto, no existe la resta por contaminar o el impacto ambiental negativo ocasionado por la producción. Asimismo, no se pone en tela de juicio por parte de ninguna corriente política que la única fórmula para combatir la pobreza en el mundo es hacer crecer los mercados internos de los países, con ciudadanos que cada vez tengan mayor poder adquisitivo y consuman más. Sin embargo, esto no se ha podido comprobar y en el mundo, en los últimos años, han proliferado los empleos mal pagados, la brecha entre ricos y pobres se ha ampliado, y los frutos prometidos no han llegado. También, a diferencia de otras épocas posteriores a una dura recesión económica —como sucedió en México en 2008—, esta vez no regresamos a una época de alto crecimiento económico, sino que los niveles de crecimiento permanecen bajos o moderados —a excepción de lo que ocurre en unos pocos países, sobre todo asiáticos.

Por otro lado, existe el planteamiento de que también trabajamos más que nunca —en los casos en que trabajar no es sólo para cubrir necesidades básicas— para poder seguir consumiendo o lograr consumir más. Trabajar más y más para consumir más, sin que esto tampoco compruebe que nos sintamos más satisfechos, tal como plantea David Frayne en su libro El rechazo del trabajo (Frayne, 2017).

"Los deseos de los humanos son insaciables porque son relativos, y cuantos más bienes queremos, más tenemos que trabajar para ganar el dinero para adquirirlos" (Skidelsky y Skidelsky, 2013).

Tal parece que cuando se plantea la responsabilidad de esta ola consumista, dirigimos el reflector a las empresas, a la publicidad, a accionistas codiciosos o a la apatía de los gobiernos, pero rara vez escuchamos que gran parte de la responsabilidad la tenemos nosotros los consumidores. Como dice Edward Skidelsky (Skidelsky y Skidelsky, 2013), la responsabilidad no es exclusivamente del capitalismo, sino desde su punto de vista, la raíz de nuestra realidad de consumidores insaciables está en "la naturaleza humana, en la disposición de comparar nuestra fortuna con la de nuestros compañeros y encontrarlo deseable, pero que ha sido intensificado en gran medida por el capitalismo, que lo ha convertido en la base psicológica de la civilización". Somos insaciables, en parte, porque nos comparamos con otras personas, y nuestro consumo es como un barril sin fondo.

Tim Jackson es otro autor que ha escrito sobre el tema y plantea que es posible que exista un mundo próspero pero sin necesariamente crecer; pone en tela de juicio nuestra obsesión por crecer —sobretodo a nivel económico. En su libro Prosperity without growth: Foundations for the Economy of Tomorrow (Jackson, 2016), Jackson menciona que "el punto de vista convencional es que la expansión económica nos conducirá a una prosperidad creciente".

Según Jackson, si entendemos prosperidad como acumular más cosas podría ser cierto, pero la prosperidad es un concepto que abarca más elementos. Si tomamos la definición de la RAE (Diccionario de la Real Academia Española), la prosperidad incorpora conceptos como condición de lo próspero y buena suerte o éxito en lo que se emprende, sucede y ocurre. Con ello, el concepto de prosperidad va más allá de la acumulación de riqueza.

El almacenamiento de bienes está rebasado en el mundo, y hemos llegado a lo que algunos llaman "Affluenza", es decir, la "enfermedad dolorosa y contagiosa de transmisión social consistente en sobrecarga, endeudamiento, ansiedad y despilfarro como consecuencia del obstinado empeño por poseer más", o un "sentimiento pesado y lento de insatisfacción como resultado de los esfuerzos de mantenerse al ritmo de la clase social y los bienes materiales de los vecinos" (De Graaf, 1997).

"La acumulación de bienes materiales está al mayor nivel de todos los tiempos, pero tambíen el número de personas que sienten un vacío en sus vidas". (Al Gore, 1992).

Tampoco estamos ayudando a que los menos favorecidos alcancen lo mínimo necesario para vivir en cuanto a alimentación, cobijo, recursos, agua y seguridad, para que alcancen la línea del bienestar. Este segmento sí muestra menores niveles de felicidad y satisfacción por la gran cantidad de carencias que tienen.

LAS EMPRESAS TAMPOCO SE TIENTAN EL CORAZÓN

Las corporaciones no se libran de la obsesión por crecer a toda costa, de rentabilizar su negocio, en ocasiones de vender mejoras ínfimas de productos que nada tienen que ver con realmente innovar —y comunicarlas como grandes novedades—, de conseguir deslocalizar la mano de obra para fabricar artículos en otros países aunque los salarios sean irrisorios o las condiciones laborales sean infrahumanas.

Se trata de una espiral de la que no hemos salido y de la que nadie dice en realidad que sea necesario retirarse. Reiteradamente en diversos foros económicos escuchamos que un buen objetivo de crecimiento anual para un país es crecer a niveles de 5% o más —aunque a excepción de China e India, los países casi siempre se quedan por debajo del objetivo—, generar millones de empleos —aunque no se le de importancia a qué tan bien pagados sean— , aumentar el crédito para que crezca el consumo interno, viajar más —consumiendo destinos, paquetes, hoteles, experiencias, vuelos y más —, aumentar el acceso a todo tipo de bienes; al final, usualmente en países en donde las necesidades básicas están cubiertas, y como resultado nos llenamos de cosas que no necesitamos.

Ante todo lo anterior uno se pregunta, ¿dónde ha quedado la ética, la mesura, la moral, el sentido común, la libertad verdadera, no la libertad de consumir?

El enfoque de este libro nada tiene que ver con una perspectiva ideológica, religiosa o moralista, sino con algo tan sencillo como de qué manera podemos ser más felices, tener mayor bienestar para todos —todos los géneros, países, razas, ideologías y niveles de desarrollo —, alcanzar un mejor futuro y claro, hacer negocio pero sin que se vuelva una obsesión sin fin. ¿Cómo debemos consumir de ahora en adelante para estar más cerca del mundo que deseamos tener para nosotros, nuestros hijos, nietos y las próximas generaciones?

¿Debemos dejar que el mercado dicte todo, aunque sea a expensas de un desastre natural o un impacto ambiental que dure décadas? ¿Debemos permitir que el mercado decrete, aunque una parte grande del mercado se encuentre en una espiral compulsiva por consumir? ¿Seguimos pensando que con el libre comercio, la desregulación —o volver a la regulación en otros casos—, la privatización, los avances tecnológicos e incentivando el mercado interno generaremos más bienestar, felicidad y una menor brecha entre pobres y ricos? ¿Las acciones que hemos tomado —empresas, consumidores, gobiernos, accionistas, ciudadanos, movimientos, organizaciones sin fines de lucro, instituciones educativas— desde la crisis económica de 2008 nos hace pensar que a 11 años de ella, vamos por el buen camino? ¿Pensamos de verdad que con la bandera de la personalización y la creación de cada vez más productos, servicios y soluciones adaptadas para la necesidad específica de cada persona, contribuimos a la felicidad y bienestar de dichas personas?

FUERA DEL WAFFLE
CONSUMISTA

En pocas palabras, Skidelsky nos alerta de que no esperemos a que sea demasiado tarde o sucedan catástrofes ecológicas y ambientales para empezar a tomar medidas en cuanto a nuestros hábitos de consumo, porque realmente solemos preocuparnos sólo cuando un pro-blema nos afecta directamente, y quienes poseen mayor riqueza, quienes manejan los capitales a nivel mundial, quienes influyen en las tendencias, no ven afectación di-recta en sus acaudalados estilos de vida.

La postura que se desarrollará a lo largo del presente libro es que el mercado no puede dictarlo todo, ni el mercado debe de justificar los precios excesivos de productos. Si bien es cierto que el mercado pudiera parecer neutro, nosotros, consumidores, gobiernos y empresas, no lo somos.

Además, es necesario —yo diría vital— para nuestro futuro cambiar nuestras costumbres de compra y consumo, haciendo conciencia de los estragos que causan las que tenemos actualmente, y que está en nosotros los consumidores, mercadólogos y empresarios hacer nuestra parte, sin aguardar primero que los cambios ocurran a nivel institucional y gubernamental. No es necesario esperar que haya una ley que prohíba usar bolsas de plástico, popotes o tener más de 2 coches en casa para que empecemos a no utilizarlos o a comprar menos. Necesitamos la vacuna contra la "Afluenza" —combinación entre afluencia e influenza—, es decir, nos urge una respuesta para combatir la sobrecarga, nuestra exagerada acumulación de cosas, el endeudamiento, la creciente ansiedad y el despilfarro de recursos como consecuencia del empecinado empeño por poseer más y más.

Por otro lado, necesitamos cambiar nuestra percepción de lo que implica la libertad: libertad de consumir no es lo mismo que libertad. En muchos casos, más bien somos esclavos del consumismo, de la compra compulsiva, de nuestros hábitos del exceso, de tener miles de opciones para escoger algo que en muchos casos nos abruman y confunden. Asimismo, estamos llamando libre mercado a muchas situaciones en donde en realidad hay monopolios, oligopolios, entornos ventajosos para ciertas empresas, leyes que protegen a unos y no a otros, exclusivas de ciertas empresas y por lo mismo, no es libre mercado o el mercado no está libre. Aunque uno quiera ir a un Oxxo y comprar una Corona o una Pepsi no lo puede hacer, porque Oxxo tiene una exclusiva con Coca-Cola y con la empresa que hoy es Heineken (aunque parece que esto cambiará pronto en el caso de las cervecerías). Si aún hay exclusivas —como en tantos casos similares—, los consumidores aún no tenemos plena libertad.

Ya no podemos seguir lavándonos las manos como consumidores ni como empresas, seguir pensando que corporaciones y gobiernos deben concientizar a los ciudadanos, que se debe quitar la publicidad para que no exista manipulación, que todos los gobiernos son corruptos, que con la implementación de nuevas leyes se resolverá el problema, porque efectivamente, aunque sean factores muy importantes, se nos olvida que como consumidores tenemos mucho por hacer y podemos avanzar en ciertos temas cambiando nuestras prácticas y costumbres, nuestros cánones de éxito y de felicidad, sin esperar a que un parlamento introduzca una nueva ley, ponga un nuevo impuesto o gravamen, regule un mercado, o incentive a las empresas a que contaminen menos.

Si bien es muy importante lo anterior, a nosotros nos toca nuestra parte. Es nuestra hora. Nos toca salirnos del waffle, es decir, de lo superficial, de la acumulación de cosas superfluas que sub-consumimos, o que tiramos a la basura inmediatamente, de darle vueltas al tema del consumo y la conciencia, de pensarnos "consumidores conscientes" porque ahora usamos bolsas de tela o reciclamos más. El waffle nos lleva a darle rodeo al tema y no tomar cartas en el asunto, a justificarnos, a ver hacia los otros, a esperar que gobiernos y empresas hagan lo primero y a ser fanáticos de conservar nuestros estilos de vida, nuestras pautas de consumo.

Es tiempo de consumir distinto, ser más conscientes del impacto de todo lo que compramos y saber que por cada adquisición que hagamos estaremos votando por el tipo de mundo que estamos construyendo para nuestro futuro y el de las generaciones que siguen. Si nos lo proponemos, fácilmente podemos desprogramar la percepción de obsolescencia de un coche, un celular, unos tenis o nueva música. Podemos bajar a menos del 30% lo que tiramos de comida a nivel mundial, fácilmente y en poco tiempo. Es la hora de buscar la felicidad real que involucra aspectos mucho más allá de comprar o consumir algo. No la hora feliz entendida a nivel metafórico como la happy hour donde podemos beber todo lo que queramos en determinado tiempo aunque no tengamos sed. Tampoco la hora en que le damos rienda suelta a la insaciabilidad y la malinterpretamos como libertad.

La hora feliz entendida como el momento de actuar y cambiar para llegar a otro estrato de felicidad, más completo, más profundo, más duradero. La hora de dejar atrás la Era del Consumismo exacerbado, de replantear nuestro comportamiento.

Está en nuestras manos generar un cambio al poner en su lugar al consumo como sólo uno de tantos aspectos que nos generan felicidad, y recordar otras tantas cosas que sí nos brindan felicidad perdurable, como nuestros proyectos, nuestras relaciones y vínculos personales, alcanzar nuestros retos y llenar metas que nos requirieron de algún esfuerzo, haber hecho algo que, aunque pequeño, daña menos el medio ambiente, o haber ayudado a alguien desfavorecido. Vamos a poner al consumo en el justo lugar de nuestras vidas.

Tenemos que consumir de forma más mesurada y haciendo consciencia del gran impacto de nuestros hábitos en nuestra flora y fauna, nuestra agua, nuestra gene-ración de energía, nuestro espacio en casa; con consciencia de nuestra autoestima, de que no dependemos de comprar algo para ser alguien. Busquemos otra concepción de lo que representa la buena vida, la felicidad y el bienestar.

Por último, este libro no propone un nuevo modelo capitalista o alterno al capitalismo pues se trata de un tema muy complejo, que involucraría la integración de expertos en muchas disciplinas como economía, ciencias políticas y sociología, por mencionar algunas. No negamos los avances que este modelo ha dejado, sobre todo después de la Segunda Guerra Mundial, cuando millones de seres humanos salieron de la precariedad, la malnutrición, la pobreza y la violencia, pero el solo hecho de tener más riqueza no implica que sabemos hacer buen uso de la misma. Por otro lado, nuestra época dista mucho de lo que fue la posguerra en lo económico, social, demográfico, tecnológico y psicológico.

En resumen, necesitamos ser más conscientes de cómo consumimos, en qué consumimos, a quiénes perjudicamos cuando consumimos, de lo que producimos, bajo qué condiciones producimos, y si éticamente estamos conformes con las ganancias que obtenemos y a costa de qué.

2. COMPRAR MÁS NO TE HACE MÁS FELIZ

"La sociedad de consumo depende más que ninguna otra de la felicidad de sus miembros" (Bauman, 2010).

El valor más alto que le da la sociedad de consumo a algo, es a la felicidad. Queremos ser felices a como de lugar. Se ven por todos lados libros, cursos, retiros espirituales, filosofías en corto, anuncios publicitarios y recetas a través de redes sociales, blogs y páginas web sobre cómo ser más felices, cómo estar más satisfechos, y cómo tener una mejor vida. Sin embargo, según Bauman, "la capacidad de potenciación de la felicidad que tiene el consumo es bastante limitada y difícilmente puede extenderse más allá del nivel de la satisfacción de unas <necesidades básicas>". Esto coincide con lo que se ha encontrado ya: que la felicidad abarca una gran cantidad de conceptos que poco tienen que ver con comprar o consumir algo.

Tal como otros tantos autores e investigaciones plantean, Bauman afirma que no hay ningún indicio de que consumir más nos haga sentirnos más felices. De hecho, por el contrario, menciona que han tendido a aumentar la frecuencia y el volumen total de ciertos fenómenos negativos, causa y origen de incomodidad e infelicidad, como el estrés o la depresión, las jornadas laborales prolongadas y sin contacto social, el deterioro de las relaciones, la desconfianza y la extenuante incertidumbre de no estar seguros ni saber si se 'está en lo cierto'.

Según Myers y Diener, si se compara con el año 1957, los norteamericanos tienen el doble de coches por persona, además de microondas, televisores a color, vídeos, aparatos de aire acondicionado, contestadores automáticos y gastan doce mil millones de dólares cada año en comprar zapatillas deportivas de una nueva marca. En consecuencia, ¿los norteamericanos son más felices ahora que en 1957? La respuesta es que no (Pinker, 2008).

Los indicadores de felicidad en el mundo no han mostrado una mejora en los últimos años, mientras que sí se ha incrementado enormemente el consumo de ansiolíticos, los casos de trastornos de ansiedad y depresión, el consumo de drogas y los casos de obesidad. No decimos que lo anterior sea efecto del consumismo, pero sí que este no nos ha hecho más felices ni ha ayudado a difuminar nuestros problemas; que acumular más objetos, productos y dispositivos no nos ha hecho más satisfechos con nuestras vidas.

También sabemos que en muchos casos las compras compulsivas son manifestaciones de ansiedad, estrés, depresión, trastorno compulsivo y baja autoestima como han señalado diversos investigadores.

La compra y el consumo en exceso en realidad funcionan como un paliativo, es decir, sirven para mitigar, suavizar o atenuar ciertos dolores o desdichas; aunque como hemos visto sus efectos son transitorios, acompañados de estados de euforia, júbilo, emoción o alegría que duran muy poco; sin conseguir un estado más duradero como la felicidad.

Existen diversas mediciones sobre la felicidad en el mundo que hacen comparaciones entre los diferentes países del globo. Si bien México no aparece entre los primeros lugares en la gran mayoría de investigaciones, es un hecho que muestra uno de los mejores niveles de la región y suele estar entre los primeros 30 lugares. Puede haber una gran discusión sobre los métodos de la gran labor que representa medir algo tan complejo como la felicidad, sin embargo, es interesante ver las tendencias entre países, y de un mismo país a lo largo del tiempo —conservando la misma metodología para hacerlo comparable.

En 2017, los datos del índice del Informe Mundial que elabora la ONU en más de 150 países sobre felicidad, posicionan a México en el lugar 25 del mundo, pero la tendencia es negativa debido a que en el último sexenio México perdió 11 lugares (Ayala 2017). México estuvo en el lugar 25 de 155 con un calificación de felicidad de 6.578 sobre una escala de 10, pero en 2016 se encontraba en la posición 21 y en 2015 en la 14, con un puntaje de 7.187. La tendencia arroja que en 2017 Chile y Argentina superaron a México en este índice de felicidad.

La Red de Soluciones para el Desarrollo Sostenible de la ONU (SDSN) destaca que las variables para explicar los grados de felicidad entre los diversos países son el tiempo–ingreso, la esperanza de vida sana, tener a alguien con quien contar en tiempos de generosidad, libertad y confianza, ausencia de corrupción en negocios y gobierno.

Aunque en la mayoría de América del Sur aumentaron los índices de felicidad en 12 años, el de Venezuela empeoró al igual que el de Estados Unidos, que bajó 0.51 puntos en los últimos 10 años. En éste último país, mientras mejoraron los niveles de ingresos y esperanza de vida saludable, los referentes a temas sociales bajaron; hablamos de apoyo social, sentido de libertad personal, donaciones y percepción de corrupción de gobierno y negocios. Este es uno de muchos indicadores que nos muestran que tener ingresos no implica ser más feliz, aunque la cultura de consumo haga tanto énfasis en que los ingresos nos proveen mayor bienestar y felicidad.

Otra investigación realizada por Consulta Mitofsky va en el mismo sentido. En un artículo del periódico El Economista titulado "Mexicanos son menos felices que hace cinco años" (El Economista, 2018), México obtuvo un nivel de 8 puntos de felicidad en una escala del 0 al 10, sin embargo, en 2012 era de 8.5. Algunos factores determinantes que menciona el artículo son los temblores, la inestabilidad económica y la corrupción, si bien se encuentran una gran variedad de factores internos y externos, personales, sociales, culturales, familiares y de diversos entornos que hacen que alguien sea feliz.

CUANDO VIVIR EXPERIENCIAS
HACE MÁS FELIZ QUE POSEER

En la Encuesta Mundial de Felicidad, Dinamarca encabeza la lista de los países más felices del mundo. Meik Wiking, quien trabaja en el Instituto de Investigación de la Felicidad, y que se enfoca en estudiar el bienestar, la felicidad y la calidad de vida, menciona en su libro The Little Book of Hygge: Danish Secrets to Happy Living (Wiking, 2017), que Dinamarca es uno de los países más felices del mundo, lo que ha atraído la atención del periodismo internacional. Algunos hablan de la felicidad a la danesa, para lo cual la autora y otros utilizan el concepto Hygge.

El concepto apareció en Dinamarca alrededor de los años 1800 de forma escrita. La autora se refiere a él como "el arte de crear intimidad", "lo acogedor del alma", la "ausencia de molestias", "tener placer por la presencia de cosas reconfortantes", "compañía reconfortante", o "cocoa a la luz de las velas".

Hablar de Hygge es referirse a una atmósfera, a una experiencia vivida más que a consumir o a poseer cosas. Se trata más de un sentimiento de hogar, de comodidad, de estar en casa con calcetines al calor de las velas mientras se tiene una conversación, o estar en silencio pero acompañado. Este concepto nos habla de que la espiral de consumismo y el afán de poseer más objetos premium, más rápido, no está en la base de la felicidad, sino el disfrute de cosas simples.

Por un lado, nos aleja del concepto de que para ser felices hay que poseer, acumular productos, ser ricos en posesiones u ostentar lo que tenemos.

Uno de los países cuyos habitantes muestran mayor felicidad, destaca porque además, tienen una estima especial por mostrar este concepto de felicidad. Esta idea nos plantea una alternativa al consumismo para llegar a ser felices que vale la pena conocer —obviamente cuando se tienen las necesidades básicas de alimentación, de vivienda y trabajo cubiertas.

Por otro lado, se relaciona con vivir experiencias, que es un tema muy de moda en el mundo de los negocios, del marketing y entre empresas de productos y servicios hoy en día. La premisa principal es que si una marca, compañía o entidad proporciona una experiencia a los clientes o consumidores, éste será más leal, disfrutará más el consumo de la experiencia de la marca y la recordará más en el tiempo.

Como plantea Daniel Newman en su artículo "In The Age Of Experience: The Best Brands Tell Better Stories And Make You A Part Of Them", publicado en la revista Forbes (Newman, 2016), vivimos en la era de querer "experimentar todo", queremos sacarle el mayor jugo a la vida y queremos vivir historias, no sólo que nos las cuenten.

Los consumidores no quieren que se les venda algo —y lo entienden como lo que, por naturaleza, las compañías quieren hacer—, lo que desean es entretenerse y vivir experiencias. Y aquí nos remitimos a los miles de esfuerzos de marcas en el mundo que han lanzado tantas estrategias y tácticas de marketing en este sentido; por ejemplo, restaurantes que crean atmósferas a través de música, ambiente y pruebas ciegas de comida; o visitas a concesionarias de coches donde los clientes son recibidos por edecanes, se les ofrecen canapés y champaña, y hacen una prueba de manejo del coche que les gusta.

También se trata de un tema de generaciones y época, ya que varios han destacado que a los millennials les gusta más experimentar cosas que poseerlas. De hecho, por esto han crecido enormemente las alternativas de renta y uso compartido de coches, bicicletas, taxis, departamentos, patines y hasta oficinas, lo que varios denominan como el crecimiento de la economía compartida.

Tal como afirma Uptin Saiidi en su artículo "Millennials are prioritizing 'experiences' over stuff" publicado en CNBC (Saiidi, 2016), los millennials no están gastando tanto su dinero en poseer casas, coches, televisiones o relojes. Saiidi cita un estudio de Harris Group que encontró que 72% de los millennials prefieren gastar más dinero en experiencias que en bienes materiales.

Ahora, aunque hablemos de experiencias, hay que diferenciar lo que son experiencias vividas con las marcas que las que viven los consumidores en sus vidas diarias.

Generalmente las personas prefieren vivir experiencias reales, imprevistas, espontáneas, muchas veces sin haber sido planeadas y que sean memorables en sus vidas, como un partido de futbol con amigos, el día que aprendieron a andar en bicicleta o cuando se aventaron en un paracaídas. Prefieren lo real antes que lo que orquestan las marcas, por buena que sea la estrategia de mercadotecnia de experiencias que hayan lanzado. Difícilmente, si le preguntamos a un joven o adulto qué experiencias recuerda más de su vida, destacarán las vividas con marcas de productos o servicios, sean de Nike, Coca-Cola, Apple o Red Bull.

Por esto es importante recalcar que la gente evidentemente quiere experimentar más cosas —y son las que recuerda más—, pero sobre todo, quiere experiencias de vida, no experiencias de marca —que en muchos casos siguen siendo intrusivas. De este modo, el medio se atesta de eventos de marketing de experiencias, que se transforman en ruido blanco para el consumidor, que se satura y recuerda menos.

LA FELICIDAD REDUCIDA
AL PLACER

Tal como menciona el psicólogo positivo Martin Seligman, existen tres tipos de felicidad: la que se refiere a la vida placentera, a la buena vida, y a la vida con sentido. La que predomina en nuestros tiempos es sólo una, pues tanto la cultura reinante como lo que las marcas ofrecen mayoritariamente, tiene que ver sólo con el primer tipo de felicidad —la relacionada con el placer —, y, curiosamente para este autor, es el tipo de felicidad menos durable y que contribuye menos a la verdadera felicidad.

El mundo del consumo habla de la vida placentera, del placer instantáneo, donde el principio de realidad se adapta al principio del placer en términos freudianos. Las marcas y la cultura de consumo más allá de las marcas tiene que ver con carpe diem, gozar los placeres de la vida en el instante, promover todo el tiempo que se tenga el mayor número de placeres posibles, experiencias inmediatas, con la mayor intensidad posible, lo más recurrentes posible. Pero según Seligman, la vida placentera tiene un inconveniente: que en el mundo del placer nada es como la primera vez. Nos acostumbramos al mejor whisky que probamos, a un chocolate, a una marca exclusiva de zapatos, pero cuando la repetimos muchas veces la emoción cae considerablemente. El placer sentido en la primera experiencia nunca será comparable con todas las subsiguientes. Cada nuevo nivel de placer se convierte en la norma y pierde su fascinación.

LA OBSESIÓN POR CAPTURAR LO FELICES QUE ESTAMOS

"La búsqueda directa de la felicidad es una receta infalible para llevar una vida desdichada" (Steven Pinker, 2001).

A pesar de todo lo anterior, no todo es tan sencillo. No podemos concluir que un mayor materialismo implica automáticamente un estado mental problemático o menor felicidad, ya que hay otras variables —como el nivel socioeconómico— que tienen un impacto muy importante en la felicidad de las personas. Y tampoco se sabe a ciencia cierta si la infelicidad trae el materialismo, o al revés, el materialismo trae infelicidad.

Como menciona el autor George Monbiot (Monbiot, 2013) en su artículo, la mayor infelicidad del materialismo puede venir de determinadas consecuencias como, por ejemplo, el hecho de que le quita tiempo a actividades que generan felicidad —como las relaciones con amigas o familia. Otros apuntan a que se descuida la búsqueda del bienestar no material.

Asimismo, como dice la cita anterior, y como ocurre en nuestros tiempos, la extremada —y a veces desesperada— búsqueda de la felicidad, se ve por todos lados. La búsqueda en sí misma del balance, la armonía y la felicidad, hace que se le de foco a buscar algo, que a la vez provoca que no lo encontremos. Ello se debe a que la felicidad es algo silencioso que muchas veces no notamos, o implica que en ese momento no nos preguntemos qué tan felices estamos siendo.

Sin embargo, vemos actualmente centenas de libros, películas, músicas, modos y manifestaciones de la cultura donde el foco es ser feliz. Y no sólo eso, ¡sino que queremos compartir en todo momento cuán felices estamos siendo! Lo posteamos de inmediato en Facebook, Instagram, Twitter, WhatsApp y grupos de redes sociales. Y uno siempre se pregunta, ¿si está tan feliz, por qué lo postea en Facebook y entra a dicha plataforma cada cinco minutos para ver a cuántos les gustó la nueva foto de su viaje, quienes le dieron like, qué comentaron? Esta es una paradoja: mostrar tanto y compartir tanto lo enormemente felices que somos, en realidad no refiere a momentos tan felices.

En su libro The High Price of Materialism (Kasser, 2003), Kasser describe a través de sus investigaciones y las de otros, que cuando la gente centra su vida alrededor de metas extrínsecas como comprar productos, muestra mayor infelicidad en sus relaciones, tiene peores estados de ánimo y más problemas sociales.

El autor entiende por metas extrínsecas el enfocarse en posesiones, imagen, estatus y recibir premios y elogios. Las intrínsecas las define como crecimiento personal, conexión con la comunidad y estar satisfecho consigo mismo. El problema tiene que ver con las grandes expectativas que se forman al comprar algunos productos, pensando que se tendrán mejores relaciones, que seremos más sexis o aceptados, más libres, o que nos estamos premiando por nuestro esfuerzo porque lo merecemos y al final del día somos más felices. Finalmente nos damos cuenta de que, a lo mucho, podemos llamarles a tales momentos ráfagas de felicidad.

Una de las raíces del consumismo más mencionada por los psicólogos es la inseguridad de las personas, tanto financiera como personal. Esto puede tener su origen en malas relaciones con sus madres —problemáticas y distantes—, padres en proceso de divorcio o separación, muchas carencias económicas y emocionales, extrema pobreza, que no fueron bien tratadas por sus padres, o momentos de incertidumbre en la familia. También ocurre entre quienes tienen grandes aspiraciones financieras, es decir, que ponen una vara muy alta de lo que esperan de su situación económica a futuro, y entre quienes tienen conflictos personales entre dos fuerzas: deseos materialistas y consumistas y al mismo tiempo, preocupaciones en pro de la sociedad y de valores éticos.

Por ello, podemos decir que en muchos casos, en el fondo no se trata de una verdadera construcción de la felicidad, sino en realidad, de buscar la forma de salir de situaciones problemáticas.

UN NUEVO BALANCE ENTRE EL CONSUMO Y OTRAS BÚSQUEDAS

Y ésto no es un llamado a que la gente pobre y las naciones pobres estén contentas con su destino y que aprendan a amar su miseria; claramente, la economía capitalista debe ser lo suficientemente fuerte como para proveer las comodidades a toda la gente. Y si es un llamado a lograr un nuevo balance entre consumo y otras búsquedas humanas (Etzioni, 2012).

Diversos estudios han demostrado que en muchos países —sobre todo en los desarrollados, donde el nivel de pobreza generalizada es mucho menor—, los ingresos de personas y familias llegan a un límite donde ya no existe relación entre más sueldo y mayor felicidad. Hay quienes mencionan que ese punto se encuentra por encima de la línea de bienestar, mientras que otros han concluido que son aproximadamente entre 20,000 (Etzioni, 2012) y 75,000 (Ducharme, 2018) dólares americanos al año; después de ese nivel, aunque hay más ingresos y posesiones, también hay más preocupaciones y el nivel de felicidad no crece o hasta llega a decrecer.

Ponen el ejemplo de que desde la Segunda Guerra Mundial el ingreso per cápita se ha triplicado, mientras que el nivel de satisfacción con la vida se ha mantenido sin cambios. En Japón sucede lo mismo, ya que desde 1958 han multiplicado por seis el aumento de sus ingresos, pero la alegría muestra un estancamiento desde dichos días. Cuando vemos los anuncios publicitarios parece todo lo contrario. Ya que centran su atención en la felicidad relacionada con el placer del momento, el primer tipo de felicidad mencionado por Seligman. El segundo y tercer tipo prácticamente están ausentes en lo que las marcas generalmente proponen, no sólo en cuanto a su publicidad sino a lo que venden, ya que se encuentra lejos de la búsqueda de sentido, la renuncia a cosas por un bien mayor, la vida con compromiso real y la vida con significado.

Sí existen marcas que tocan estos puntos pero de manera banal, superficial y efímera, como una campaña nomás, o una estrategia de ventas. Es lo que ocurre hoy con muchas corporaciones: implementan un programa de responsabilidad social, pero en la realidad casi ninguna tiene compromiso social verdadero. En nuestra época, el consumidor fácil y rápidamente se da cuenta cuando las empresas se comprometen de forma genuina con este tipo de causas y cuando las usan como un gancho para vender más o porque está de moda en el mundo del marketing.

A pesar de que existen marcas como el calzado Toms o las bebidas Innocent —que hacen una auténtica contribución a públicos desfavorecidos como parte de su modelo de negocio—, volvemos al concepto de que lo importante es consumir más, consumir en vez de, comprar de más, acumular, consumir para ayudar a otros. Además, este tipo de marcas son una gran minoría.

EL CULTO AL MATERIALISMO

En nuestros tiempos existen expresiones de grupos que disienten con la cultura del consumo y han manifestado sus ideologías y propuestas de nuevos hábitos y valores de diferentes maneras —con libros, documentales y blogs, entre otros—. Un ejemplo de esto es el documental Escape! From the Cult of Materialism (Fair Wind Films, 2016), que a diferencia de tantas críticas hacia el consumismo y materialismo, lo maneja como un culto masivo, es decir, culto y masas no se contraponen —pues normalmente, la palabra culto se relaciona con grupos más pequeños de personas—, y por lo mismo plantea que los cultos pueden ser grandes, debido a que no hay límite hacia arriba de su tamaño.

Por otro lado, el documental invita a que imaginemos pertenecer a un culto sin saberlo, a pesar de estar rodeados de sus signos y rituales, tal como si se tratara de una programación hacia el culto. También plantea que en un culto como éste —el del materialismo—, existe coerción para pertenecer a él, para no cuestionarlo, para ver como enemigos a los que piensan diferente; implica un lavado de cerebro, un adoctrinamiento y, como en todo culto, se necesita de la existencia de demonios externos —lo que es bueno para los líderes, pero erosiona las relaciones y el medio ambiente.

Desde esta perspectiva, los centros comerciales empezaron a ser los templos de una nueva religión: el materialismo. Pero desde el planteamiento del documental, el materialismo no nos hace más felices, de hecho nos vuelve miserables, porque cuando crecen los valores materialistas disminuyen los valores sociales, hay menor preocupación por cuestiones ecológicas como reciclar, y la inquietud por la naturaleza decrece.

La amenaza que el sistema arroja si no consumimos más, es que la gente perderá sus puestos, las compañías cerrarán, Wall Street entrará en pánico, y la economía quebrará. Esta cultura promueve llenar los huecos en nuestra vida con consumo. ¿Aburrido? Ve de shopping. ¿Deprimido? Ve de shopping. ¿Te sientes bien? Celebra a través de consumir. Tu única intención es comprar sin importar las consecuencias en el medio ambiente.

Sin embargo, una de las grandes consecuencias de continuar este culto al consumo, al ritmo que se hace actualmente, es el impacto medioambiental, consecuencia sobre la que hay consenso entre países, posiciones políticas, ideologías e intereses.

Por ejemplo, Estados Unidos genera el 30% de la basura del mundo, cuando tiene sólo el 5% de la población del mundo. Menos del 2% de lo que desperdiciamos es reciclado. Cada año se tiran en Estados Unidos 1.5 millones de computadoras, de las cuales 99% están en perfecto estado aún. China tiene más coches que Estados Unidos, y vende 20 millones más de unidades cada año. En relación a ello, existe un dato alarmante: si todo el mundo pudiera consumir lo que los ciudadanos estadounidenses consumen, necesitaríamos 2 planetas extras para producir la comida, energía, agua y las materias primas que se requerirían para satisfacer tal nivel de consumo.

Hemos visto diferentes planteamientos que realizan un análisis de causas y enfoques, pero sigue siendo un hecho que el diagnóstico es el mismo: Nos hemos pasado, nos hemos excedido con el consumo y nos hemos llenado de cosas que no necesitamos. Estamos inmersos en una cultura de comprar–consumir–tirar.

No se trata sólo de estrategias persuasivas —y para algunos tenebrosas, oscuras y exitosamente manipuladoras—, sino que debemos desmitificar este tema y hacernos conscientes que los mismos consumidores somos responsables de esta situación. Y también somos responsables en gran medida de haber utilizado cada vez más la compra y el consumo como medios para paliar nuestra insatisfacción en otros terrenos de la vida. En gran cantidad de casos, somos conscientes del exceso y las implicaciones para nuestra convivencia, futuro, planeta y nuestras relaciones, y no hacemos nada.

Resulta muy ingenuo pensar que si elimináramos todos los anuncios de la calle, de la radio, de la televisión y de todos lados para que "no nos inciten a consumir y comprar'", y que si no existiera corrupción en los gobiernos, dejaríamos de excedernos y volveríamos a consumir lo necesario. Es ilusorio pensar que si se diera el escenario anterior ya no consumiríamos lo que deseamos —nuestros caprichos, nuestros impulsos, nuestras contradicciones, nuestros arrebatos, los premios que nos damos, nuestros símbolos para demostrar que somos más o que pertenecemos a determinado grupo.

Y es que hoy existen muchos tipos de marketing: masivo, alternativo, digital, experiencial, de contenido, marketing global pero también local —marcas como McDonalds, Coca-Cola, Telcel o Bimbo han crecido mucho a través de los años, pero recientemente también se han desarrollado enormemente marcas locales como Tepoznieves, Bisquets de Obregón, La casa de Toño, decenas de marcas de cerveza artesanal o productos sin marca que se venden en mercados, que no tienen nada que ver con el marketing masivo, en muchos casos sin siquiera desarrollar campañas publicitarias. Es un hecho, por tanto, que el éxito de las estrategias de marketing se da tanto a nivel global, como local y regional.

Asimismo, cuatro de las seis marcas más valiosas del mundo según BrandZ (Kantar Millward Brown y WPP, 2018) y su ranking de marcas globales —Apple, Google, Facebook o Amazon—, han logrado su impresionante éxito a través de estrategias donde la publicidad ha sido marginal, y el éxito se ha debido al marketing viral, boca a boca, persona a persona, y gracias al buen manejo de bases de datos y a venderse como si en realidad no hicieran marketing.

Es por eso que cuando escuchamos a alguien decir que X marca es muy exitosa por su inversión publicitaria o que "tiene toda la lana del mundo", nos referimos a un mundo que rebasamos hace décadas: hoy el éxito de las marcas viene de una gran cantidad de estrategias, ideas y conceptos muy diferentes unos de otros y a veces, provenientes de diferentes lugares del mundo. Es más, la probabilidad de que una marca tenga éxito a través del marketing tradicional en nuestros días es muy reservada.

Esto quiere decir que el gran efecto que tantos colectivos en el mundo le atribuyen al marketing y la publicidad en las decisiones de los consumidores es mucho menor de lo que pensamos. El consumidor está más informado, es más difícil de persuadir, recuerda una mínima parte de la publicidad que ve o escucha —si es que la ve—, está saturado, mientras que las marcas parecen desesperadas por lograr la notoriedad, la conciencia y la recordación hasta en sitios donde menos te lo esperas —por ejemplo, los baños de los restaurantes. Un síntoma de nuestros tiempos es la gran desesperación que muestran las marcas por que te topes con ellas en todos lados, más allá de ver el crecimiento exponencial de los medios de comunicación y los puntos en los que las marcas contactan a los consumidores.

Por último, cabe destacar la importancia mediática que tuvo hace años el llamado "altermundismo", movimiento que planteaba dar una alternativa al orden económico global. Era un movimiento diverso y heterogéneo, con voces diferentes que proponían una versión de la globalización más humana, donde las prioridades fueran los valores ambientales y sociales en oposición a los valores que rigen el neoliberalismo económico.

Más allá de la pérdida de importancia que tuvo este movimiento y los movimientos anti-globalización que surgieron a principios del siglo XXI, todos ellos detectaban ese exceso de consumo y la desmedida ambición de poder económico y político, donde el dinero regía sobre todas las cosas. Hoy cobran más importancia los estragos y los enormes efectos de nuestro estilo de vida consumista, dejando de lado cualquier posición política. Debemos revisar qué nuevos estándares utilizaremos para saber que alguien es feliz, que alguien es exitoso, que alguien está llegando a su real plenitud. Nadie niega ya que nuestro porvenir está en juego si no cambiamos nuestra manera de consumir y comprar.

3. 'SHOPAHOLISM'

COMPRAMOS MÁS DE LO QUE SOMOS CAPACES DE CONSUMIR

"Nunca es poco lo que es bastante, nunca es bastante lo que es mucho". Séneca.

En ocasiones se confunden tres conceptos muy relevantes que destacan en la actualidad: el consumismo, el materialismo y la adicción a la compra o shopaholism. Y es que mientras el consumismo plantea un exceso de consumo, el shopaholism lo hace con respecto a comprar exageradamente y de más; no es lo mismo pues, a pesar de que los dos son fenómenos que estamos viviendo en la actualidad, el shopaholism o compra adictiva es el que se ha dado de forma más exagerada. De hecho, compramos gran cantidad de productos y servicios que nunca consumimos, que consumimos a medias o de los cuales nos deshacemos cuando en realidad tienen aún una larga vida útil.

Tenemos ropa en los clósets que nunca hemos utilizado, o muchas otras prendas que sólo hemos usado unas pocas veces. Nos sobran cosas, por lo que la compra desborda el verdadero uso y consumo que hacemos de los bienes. Cuando compramos en exceso somos shopaholics, comprahólicos, compradores compulsivos o adictos a las compras. Cuando consumimos en exceso, por ejemplo, en lo relativo a la comida, se llega al sobrepeso u obesidad, o en el caso de las medicinas, a la adicción a fármacos; sin embargo, está menos claro cuando hablamos de otro tipo de productos como los jeans, que hoy en día se tiran o regalan cuando han tenido sólo unas pocas puestas. Porque de hecho, usamos nuestros jeans —y en general, nuestra ropa— menos que antes, utilizamos menos nuestros muebles, nuestros coches, nuestros teléfonos inteligentes, y todo lo tiramos o sustituimos por uno nuevo en tiempos mucho más cortos que en el pasado. La obsolesencia programada —en la que profundizaremos más adelante— hace que utilicemos poco lo que compramos, o que lo subutilicemos.

Para una muestra de lo anterior, es fácil preguntarse: ¿cuánto podría durar un automóvil y en cuanto tiempo lo cambiamos por otro? ¿Cuánto subsiste una chamarra o unos jeans y en cuanto tiempo los regalamos o tiramos? ¿Cuánta comida compramos y cuánta tiramos a la basura? ¿En cuánto tiempo sustituimos nuestro teléfono inteligente por uno nuevo?

El sub-consumo o la pasión por estrenar constantemente genera grandes desperdicios y problemas ambientales.

Por ejemplo, en el estudio QuISI 2016 de Qualcomm e IDC (Vélez, 2016) se destaca que los mexicanos cambian su celular cada 20 meses en promedio, y lo sustituyen por uno superior en cuanto a sus características. En Estados Unidos es cada 29 meses y en Reino Unido cada 26 meses.

Por otro lado, una investigación de la empresa de análisis The CIU, menciona que en 2014 había 80 millones de smartphones en México; 74% de las personas encuestadas tenían entre dos y siete de estos dispositivos móviles en sus casas (Ling, 2016). Esta encuesta además destaca que 71% de los que cambiaron su celular lo hicieron cuando el anterior aún les funcionaba, mientras que sólo 28% lo cambió porque se les descompuso o lo perdieron. Por otro lado, en el ámbito de la ropa, antes llegaban alternativas 2 o 4 veces al año, y ahora muchas tiendas que cambian sus escaparates cada semana, como si el año tuviera 52 estaciones.

Según datos de la FAO, la Organización de las Naciones Unidas para la Alimentación y la Agricultura (FAO, 2018), cada año aproximadamente una tercera parte de la comida producida en el mundo para consumo humano —aproximadamente 1.3 billones de toneladas — se pierde o se desperdicia. Este despilfarro suma aproximadamente 680 billones de dólares en países industrializados y 310 billones en países en desarrollo. Es decir, que los países desarrollados son los que más desechan. El desperdicio más grande lo representan los vegetales, raíces, tubérculos y frutas. La pérdida y desperdicio global representa a nivel cuantitativo aproximadamente 30% de cereales, 40-50% para cosecha de raíces, frutas y vegetales, 20% para semillas de aceite, la carne y los lácteos, más 35% para el pescado.

Cada año, los consumidores de países ricos desechan tanta comida como toda la producción neta de comida del África Subsahariana. La cantidad de comida que perdemos o desperdiciamos es equivalente a más de la mitad de la cosecha de cereales anual de todo el mundo (2.3 billones de toneladas en 2009/2010). Y el desperdicio per cápita por los consumidores está entre 95 y 115 kg. al año en Europa y Norteamérica, mientras que los consumidores en el África Subsahariana, el sur y sureste de Asia, tiran únicamente de 6 a 11 kg al año, cada uno.

La comida perdida o desperdiciada en Latinoamérica podría alimentar a 300 millones de personas. Por otro lado, sólo una cuarta parte de la comida que se pierde o desperdicia globalmente pudiera ser salvada, sería suficiente para alimentar a 870 millones de personas hambrientas en el mundo.

Otro ejemplo muy relevante es el de las fechas de expiración de muchos productos, sobre todo alimentos y medicinas. En Estados Unidos se ha abierto la discusión acerca de qué poner en los empaques de los productos al referirse a las fechas de caducidad o expiración, debido a la gran confusión entre los consumidores, ante lo cual, las instancias gubernamentales argumentan que más bien los productores deben decir hasta cuando es seguro consumir un producto alimenticio.

Por ejemplo, en Estados Unidos se utiliza información sobre la fecha de caducidad del siguiente tipo: "Vender para", "Usado por", "Usar antes de", "Mejor antes de", entre otros. Y la verdad es que, como se menciona en la revista digital Consumerist.com, las fechas son en gran medida voluntarias y determinadas por los productores de comida. En realidad, la mayoría de la comida es perfectamente segura de comerse después de la fecha que diga la etiqueta, pero las tiendas y los consumidores desaprovechan grandes cantidades de comida cada año sólo porque el producto caducó, aunque esté aún en buenas condiciones de consumirse. En un esfuerzo del gobierno federal de dicho país para reducir el desperdicio de comida, se busca motivar a los productores de carne y lácteos para que utilicen la frase "Mejor si se usa para" (Morran, 2017).

Un artículo nombra otro estudio que realizó Harvard

en 2014, en el que se encontró que 90% de los estadounidenses han tirado comida en algún punto basándose sólo en la fecha que aparece en los empaques. La cadena Trader's Joe, con el afán de reducir el desperdicio, vende comida que ha expirado a precios más accesibles al consumidor. Ésta es una realidad global, con matices entre países y regiones, pero que caracteriza a cada país del orbe.

Por otro lado, de acuerdo a un estudio realizado por Tiendeo (T3Mexico, 2018), los mexicanos compran más de 1,700 toneladas de ropa por el regreso a clases, mientras que tiran más de 270 toneladas que ya no se utilizan por el inicio del nuevo ciclo escolar. Por último, según un estudio de Vende tu auto, 66% de los mexicanos cambian de automóvil para tener un modelo más reciente, no necesariamente porque tengan que cambiarlo. En fin, estamos llenos de ejemplos de ésta tendencia.

CONSUMISMO DE SIGNIFICADOS E INTANGIBLES

Como plantea Margo Aaron en su artículo "Why We Buy Things We Don't Need?" (Aaron, 2016), "¿Conoces esa sensación de pararte frente a tu clóset lleno de ropa, pero no tener nada que ponerte?".

Margo describe que en realidad nunca estamos comprando lo que pensamos que compramos, no adquirimos objetos o cosas sino lo que nos hacen sentir. Compramos algo que tiene un valor intangible, el valor de una personalidad, una experiencia, un significado o un simbolismo. Cuando alguien compra una Harley Davidson, unos tenis Vans o unos lentes Ray-Ban, está adquiriendo significados, valores o personalidades más allá del objeto material: proyectarse como cool o "en onda", rebelde, contrario a lo establecido, seguro de sí mismo, diferente a los demás.

Estamos consumiendo significados más que nunca. Cuando compramos un yogur griego estamos adquiriendo un producto con ciertas propiedades y valores nutricionales pero también estamos obteniendo moda y coolness. Cuando consumimos un helado de matcha estamos disfrutando además de un helado, un mundo oriental, new age y cool, cuando compramos un Toyota Prius nos estamos adentrando en el club de los consumidores "verdes" preocupados y conscientes del medio ambiente.

En nuestros tiempos es aún más evidente que consumimos cosas intangibles. El valor de las marcas tal como lo ha sustentado la calificadora S&P (Standard & Poor's) ha crecido de forma exponencial desde los años 70, cuando los activos intangibles de las 500 empresas del índice de esta calificadora representaban menos del 20% del total de activos en esa época, para superar el 80% en nuestros tiempos, concretamente 87% en 2015 (Koivisto, 2018). Ya lo intangible vale más que lo tangible de las principales marcas; pensemos por ejemplo en el valor tangible que tenían empresas como Gillette, WhatsApp, Instagram y muchas más antes de ser vendidas: sorprendió al mercado lo que pagaron por ellas, pero al día de hoy, nos sorprende poco.

Lo intangible también tiene que ver con que usamos dispositivos tecnológicos, de comunicación y esparcimiento que antes no utilizábamos. Por ejemplo, somos grandes consumidores de datos —cada vez más usamos datos en vez de voz— y no compramos ya casi DVDs o CDs, pues escuchamos música por streaming en plataformas como Spotify.

Sean bienes tangibles o intangibles, compramos y consumimos más que en ninguna otra época en la historia del ser humano.

A pesar de todo lo anterior, lo más razonable y a lo que estamos tratando de llegar, es a que las cosas se reutilicen, a que desperdiciemos menos, a que hagamos un uso más consciente de la energía, a que reciclemos más, a ser más eficientes y a utilizar menos recursos en general, no sólo por el cuidado del planeta sino para cuidarnos nosotros mismos de conductas obsesivas, de compulsiones, de manías que no nos llevan a ser más felices ni a estar más satisfechos con nuestras vidas. Es posible que aspiremos a obtener una mayor calidad de vida, estado de plenitud y felicidad de otra forma. De hecho, muchos ya apuntan que ni siquiera con nuestros cambios de consumo alcanzaremos a lidiar con lo que nos espera en 2050 en cuanto a desastres ambientales, ni dejando de utilizar popotes, utilizando energías renovables ni alcanzando niveles de reciclaje muy superiores. Esto nos debe llevar a pensar que el cambio que necesitamos no debe de ser gradual, sino muy rápido.

Por sólo mencionar un reporte de la ONU (UN News, 2018), si se desea que la temperatura de la tierra no suba más de 1.5 grados centígrados, tenemos que adoptar cambios rápidos y sin precedentes con respecto a la forma en que utilizamos la energía para comer, viajar y vivir o las consecuencias pueden ser graves: pérdida de especies, lluvias torrenciales, probabilidades de sequías, problemas de salud, suministros de agua con mayor impacto en las zonas más pobres y vulnerables. El cambio que se plantea en el artículo tiene que ver con acciones rápidas en nuestra forma de transportarnos, uso de energía, de suelos, construcción y sistemas industriales.

PERO, ¿EXACTAMENTE DE CUÁNTA GENTE ESTAMOS HABLANDO?

En Estados Unidos, diversas fuentes hablan de que el porcentaje de personas que son compradores compulsivos se encuentra entre 2% y 6% (Lorrin, 2006). Tal como plantea D. W. Black del Departamento de Psiquiatría de la Universidad de Iowa Roy J. (Black, 2007), el llamado Desorden de Compra Compulsiva se da en un 5.8% de la población estadounidense general, aunque también se mencionan otras investigaciones que calculan que este trastorno afecta entre 2% y 12% de la población de dicho país. La Asociación Americana de Psiquiatría también estima en alrededor de 6% la proporción de compradores compulsivos.

Por otro lado, Tracy McVeigh, allá por el año 2000, decía que aproximadamente 10% de la población y 20% de las mujeres en general, eran compradores compulsivos (McVeigh, 2000). Ella plantea que existe una semejanza entre los datos de Estados Unidos y Reino Unido, y que las cifras en realidad podrían ser mayores, pues las personas con este desorden son estigmatizadas, y pocos aceptan explícitamente ser compradores compulsivos.

Solemos escuchar frases de estas personas como: "tengo debilidad por los zapatos" o "muero por unos Converse". Sin embargo, el problema con la oniomanía —término que describe la conducta compulsiva de

Javier Otaduy

comprar—, es que desata sentimientos de depresión, ansiedad, compulsión patológica, baja autoestima, pena o vergüenza y en casos más graves, intentos de suicidio.

No es que la oniomanía sea la causa de esto, sino que más bien ésta esconde aspectos patológicos detrás y puede estarlos paliando. La adicción a las compras en realidad esconde dificultades más graves como problemas con los padres, con la pareja, baja autoestima u obsesión por ser aceptados en grupos, entre otros. Ahora, tampoco el comprador compulsivo obtiene sentimientos o emociones duraderas después de la compra, ya que en muchos casos, la alegría, euforia y emoción le dura sólo unos momentos mientras compra, ya que después se siente culpable, deprimido o hasta vacío. Un par de zapatos, una bolsa o el último iPhone no pueden tapar un vacío existencial o una depresión.

En el libro To Buy or Not to Buy: Why we Overshop and How to Stop (Lane, 2008), April Benson define al comprador compulsivo como alguien que gasta demasiado tiempo, energía o dinero comprando —o incluso pensando en comprar—, lo que altera seriamente su vida.

Sin embargo, existen diversas formas de medir qué tan comprador compulsivo se es, lo que nos lleva a dimensionar de forma diferente el problema. Por ejemplo, la Facultad de Psicología de la Universidad de Bergen desarrolló un método llamado "La escala Bergen de adicción a las compras" (Andreassen, 2015) que utiliza siete criterios básicos para valorar la adicción:

1. Piensas en comprar/compras cosas todo el tiempo.
2. Compras cosas para cambiar tu estado de ánimo.
3. Compras tanto que esto afecta negativamente a

tus obligaciones diarias (como la escuela y el trabajo).

4. Sientes que tienes que comprar más y más para obtener la misma satisfacción que antes.

5. Has decidido comprar menos, pero no lo has podido cumplir.

6. Te sientes mal si por alguna razón has evitado comprar cosas.

7. Compras tanto que ha afectado a tu bienestar.

Cada uno de los ítems se califica con la siguiente escala:

(0) Completamente en desacuerdo
(1) En desacuerdo
(2) Ni en desacuerdo ni en acuerdo
(3) De acuerdo
(4) Completamente de acuerdo.

Por otro lado, se ha encontrado que los síntomas de la compra compulsiva tienen varios elementos en común con otras adicciones como las drogas, el alcohol o el juego. La ludopatía, la drogadicción, el alcoholismo, la obesidad y la compra compulsiva comparten una conducta obsesiva, descontrolada e insaciable que involucra sentimientos como la culpa, la insatisfacción, la ansiedad y la melancolía.

Hay que considerar que el gran impacto del internet y el hábito de estar en línea y conectados no ha ocasionado que la conducta de la compra haya decrecido, de hecho todo indica que no hay un cambio sustancial. En relación con lo anterior, la compra no es la única conducta adictiva que se encuentra en línea: a la par, existen otras como apostar en línea, la pornografía y los videojuegos; adicciones que algunos llaman ciberadicciones.

EL PRINCIPIO DE REALIDAD ARRINCONADO

Según Bauman, existe actualmente una reconciliación o un intento de empatar el principio del placer con el principio de realidad. "Ahora es el 'principio de realidad' el que se ha visto obligado a ponerse a la defensiva: a diario se le compele a retirarse, autolimitarse y comprometerse ante las renovadas ofensivas del 'principio del placer'" (Bauman, 2010).

Este fenómeno es algo nuevo, ya que en términos freudianos, el principio de realidad suele en ocasiones limitar al principio del placer, haciendo que una persona espere, postergue una gratificación, consuma o realice algo en un momento y no en otro. El principio de realidad se encuentra arrinconado por la filosofía que rige en la actualidad: vivir el momento, el presente, carpe diem, no privarse de nada porque no sabe uno cuánto va a vivir o porque "la vida es ahora", y conceptos como postergar, tener paciencia, esperar, ahorrar, limitarse en algo, están totalmente fuera del radar de nuestro ambiente de consumo actual.

La realidad también toca los bolsillos de los consumidores, ya que gran cantidad de compradores compulsivos adquieren productos y servicios por encima de sus posibilidades, por lo que el principio del placer y de la gratificación —aunque sólo sea instantánea— le gana a las realidades económicas de una persona o una familia al hacer uso de créditos, meses sin intereses, préstamos y hasta empeños.

COACCIÓN POR ESTIMULACIÓN

Como ya señalara Pierre Bourdieu dos décadas atrás, la coacción está siendo reemplazada por la estimulación, la imposición forzada de unos patrones de comportamiento por la seducción, la vigilancia policial de la conducta por las relaciones públicas y la publicidad, y la regulación normativa (como tal) por la suscitación de nuevas necesidades y deseos (Bauman, 2010).

Si pensamos en la coacción como comúnmente la concebimos, es decir, como un poder dictatorial y violento bajo el cual la gente no actúa conforme a su voluntad —como sucedió con tantos regímenes de dictadura militar en Argentina, Chile, España, o estados con una democracia en ciernes donde aún no hay una completa libertad de expresión y los medios están manipulados, aunque no sea expresamente, por los gobiernos—, es evidente que estamos en una época mucho mejor, con más países democráticos, donde ahora vale el voto de las personas de cualquier género, raza o religión, donde hay contrapesos en los enfoques políticos de los medios de comunicación, y existe una extraordinaria apertura traída por internet, las redes sociales, YouTube y otros medios.

Sin embargo, lo que nos plantea Bourdieu no es tan halagador para nuestra época, en la que el mundo del consumo hace que la coacción aún exista, pero de una forma mas subliminal y seductora: la sociedad nos presiona a acatar ciertos comportamientos como estar a la moda, cambiar de celular seguido, mostrar con compras nuestro éxito, y cambiar nuestro guardarropa más allá de las 4 estaciones del año. Entonces, la coacción existe desde la estimulación de los consumidores y la explotación de sus deseos.

Si bien puede parecer extremo este punto de vista, es cierto que la cultura actual de consumo contribuye a fomentar comportamientos que se centran, miden y comparan con base en algún producto que consumir o comprar. Y aunque este fenómeno está lejos de una coacción gubernamental, sí existe cierta coacción hoy: la que imponen las empresas, instituciones, culturas, familias, amistades y hasta ciertos individuos.

Por otro lado, las bolsas del mundo, los empresarios y las empresas calificadoras castigan todo lo que vaya en contra de las reglas establecidas del libre mercado, la inversión, el intercambio comercial o que vayan en contra de intereses de empresa, aún cuando haya países donde existan entornos monopólicos o de abuso contra los consumidores en lo relativo a servicio y costos.

De igual forma, grandes segmentos de consumidores castigan socialmente a consumidores austeros, que ven demasiado a largo plazo, que "no se consienten", que no "se dan lo que merecen", que no utilizan créditos, que pelean el precio o lo preguntan en entornos premium.

Ahora existen organizaciones como Change.org y solidaridades desde el fondo de tu... smartphone, de Facebook.

A nivel consumidor existe una participación grande en diversas causas, principalmente desde las redes sociales. Sin embargo, a pesar de que parece que contribuimos y ayudamos al otro como nunca antes, el individualismo y la lógica individualista del consumismo es lo que prevalece. Hay casos en los que existe un interés en especial para funcionar en una ciudad, como hemos visto con la tendencia de la economía compartida, en la que sobre todo los jóvenes, no desean poseer tantas cosas y prefieren rentar o compartir una bicicleta, un automóvil, un viaje, o una habitación. Aquí estamos hablando principalmente de la búsqueda de un beneficio económico y experiencial, más que un interés genuino por ser cooperativos y solidarios. Es evidente que dentro de esto sí existen manifestaciones de gente que ayuda, comparte, promueve la conciencia, pero que aún es minoría para la masa de consumidores de la que estamos hablando.

Por otro lado, las tendencias económicas aunadas a nuestra cultura de consumo, la búsqueda excesiva del estatus, de la exclusividad, de la diferenciación de los demás y el ver todo como mercancía, nos ha llevado a que la brecha entre ricos y pobres sea la más grande de la historia. Si bien hay regiones como la asiática, donde no se puede negar el avance de millones de habitantes que han dejado la pobreza y se han integrado a las filas de la clase media, en Latinoamérica esta tendencia no está tan clara. Más bien ha habido un avance en la disminución de la pobreza extrema, pero no un crecimiento real y sostenido de la clase media, como lo muestran los estudios demográficos de INEGI y otras instancias. Lo que si ocurre en todo el mundo es que los adinerados, los poderosos y las clases altas, cada vez poseen mayor riqueza, y los pobres menor. Esto hace que la búsqueda de la supremacía, los lujos, las zonas VIP, Premium, Platinum, Oro, Plus y muchas más no paren de crecer.

Según datos del Credit Suisse (Swanson, 2016), 1% de la población más adinerada del mundo tiene más riqueza que todos los demás juntos.

Para Bauman, en momentos estos grupos pudientes se manejan como guetos: viven en zonas y áreas restringidas, consumen en lugares exclusivos, son "guetos de su elección" y en ningún otro momento de sus vidas se rozan con otros segmentos de menor nivel socioeconómico.

Oxfam presenta otro dato similar (Oxfam International, 2016): sólo 62 personas en el mundo tienen la misma riqueza que la mitad más pobre del planeta (3.6 billones de personas).

I CAN'T GET NO SATISFACTION

Un usuario de Amazon, Spotify, incluso Tinder, tiene la sensación de que en el mercado lo hay todo, que hay algo para todos, para cada situación, para cada necesidad. Las campañas publicitarias repiten una y otra vez esta promesa de goce sin límites. Pero claro, como eso no ocurre —porque es imposible que ocurra y porque la continuidad del consumo depende de ello—, no queda otra que salir corriendo a conseguir el elemento más nuevo, que se sostiene por la misma lógica imaginaria. El tiempo de la moda es el tiempo del instante, es un tiempo fragmentario, discontinuo, vertiginoso. El consumidor está condenado a una búsqueda perpetua (De la Mora, 2017).

La lógica imaginaria de la que habla Juan Luis De la Mora en la cita anterior es el alcance de la satisfacción, porque cuando supuestamente se llega a ella, a los pocos segundos el consumidor se siente insatisfecho otra vez, en una dinámica de nunca acabar: nos imaginamos por fin felices, plenos, alegres al poseer eso que tanto habíamos deseado, y cuando lo obtenemos al fin, la satisfacción en realidad es instantánea, y la insatisfacción continua sigue.

Sin embargo, este estado desequilibrado que es el balance final, no es suficiente para dejar de buscar una y otra vez la satisfacción. Nos formamos un estado de júbilo en la mente, antes de la compra, que después desaparece. No podemos estar satisfechos, pero no dejamos de intentar estarlo durante todo el tiempo, como la liebre que siempre busca morder la zanahoria, pero esta siempre estará delante de ella. Es tal como lo dice la siguiente cita, gratificar sin gratificar en realidad.

> La sociedad de consumidores defiende sus bondades basándose en la promesa de gratificar los deseos humanos como ninguna otra sociedad del pasado ha podido (o siquiera soñó que pudiera), pero esta promesa de gratificación sólo sigue siendo seductora en la medida en que el deseo permanece aún sin gratificar (Bauman, 2010).

Bauman no es el único que plantea que en la sociedad de consumidores a las empresas les conviene un consumidor eternamente insatisfecho para que siga consumiendo y comprando. Es algo que han concebido cientos de autores y analistas. La lógica de la cultura del consumo es nunca llegar a estar satisfechos del todo, o solo estarlo momentáneamente para que la espiral de consumo continúe.

Claro está que esta insatisfacción —que es obvia por el hecho de seguir en la espiral de ir a por más, comprar más, pensar en la próxima compra cuando se adquirió un artículo— no se acepta de forma explícita por el consumidor. Vivimos tiempos donde vemos caras de regocijo y felicidad en Facebook o Instagram, donde se vive euforia en las compras, y con un lenguaje más intenso y con mayor polaridad que antes: "amo esto, odio aquello, muero por unos, soy inmensamente feliz". Pero esto no puede negar el aumento exponencial de los trastornos conductuales ya mencionados en este texto, si estamos tan felices y tan satisfechos, ¿por qué estos trastornos no paran de crecer en el mundo?

De la Mora plantea también que el consumo promete "completud", es decir, satisfacción completa, y esto hace que el consumidor no se reconozca al final como alguien insatisfecho —aunque esto sea evidente—, porque alguien satisfecho no está en una espiral eterna de búsqueda de la satisfacción. El consumidor no asume que por momentos está aburrido, triste o insatisfecho y

> ¡basta con estirar la mano para tener un teléfono, una app, un meme, una pastilla — alguna cosa para distraerse o reírse o al menos dormirse! A la menor comezón de insatisfacción hay que huir, correr hacia cualquiera de esos cautivantes artilugios, espejitos, baratijas que ofrecen restablecer un estado de beatitud que nunca se alcanza (De la Mora, 2017).

Al final estamos consumiendo algo más que productos o servicios, son "unidades de satisfacción", de satisfacción momentánea para seguir aspirando a dichas unidades. Esta lógica permea en el nivel de consumismo que se presenta en nuestros días. Nos imaginamos a nosotros mismos satisfechos con un nuevo suéter rojo, o un nuevo smartphone, un coche deportivo, una bufanda que combina con nuestro atuendo, o viendo de corrido la última temporada de una serie de Marvel. Nada de esto ocurre al final, pero queremos más y más.

Parece que el riesgo para los mercados y los negocios es que el consumidor deje de desear ir a por más, que esté contento con lo que tiene, que postergue comprar algo que aún no está obsoleto porque funciona todavía. Esto aplica tanto para McDonald's como para noticieros de Aristegui o Televisa, para periódicos como The Wall Street Journal, The New York Times, Reforma o La Jornada. La clave es fortalecer la demanda, estimularla, crecerla, más que tener consumidores satisfechos.

El foco es que la demanda y los mercados no paren de crecer. Lo más peligroso sería en realidad un consumidor satisfecho, que ya no necesita más y no está ávido por consumir.

El peligro de la sociedad de consumo, para las empresas, es la sociedad del no consumo, pero no como respuesta, como rebeldía o como algo anti-consumista o anti-capitalista —aunque hemos visto que estos movimientos siguen consumiendo, sólo que otras cosas —, sino en el sentido de volver a ver a las marcas como algo que simplemente cumple una función, que hay que hacer durar. Para la cultura del consumo la satisfacción no es un objetivo final, no es una opción porque, ¿qué haría el mundo del consumo si los ciudadanos estuvieran ya satisfechos con su coche, su ropa, sus celulares y otros bienes? ¿Qué haría si millones de consumidores se bajaran del tren de consumo desmedido, insaciable y que involucra endeudarse constantemente? ¿Hay futuro en un mundo donde la gente está satisfecha con la mayor parte de lo que tiene? Si fuera así, ese mundo tendría un futuro más prometedor que el que tenemos actualmente

en términos ambientales, sociales, y emocionales.

LA CRUDA MORAL

Está bien estudiado el fenómeno de los compradores compulsivos en el sentido de que éstos entran en estados de pensamientos obsesivos, de racionalizaciones sobre qué les hace falta, qué necesitan, qué deben comprar, cómo jerarquizar unas compras versus otras, cómo justificar sus compras adictivas, qué mostrar a los demás y qué esconder. Hay un ejercicio mental sofisticado y muy activo en el pensamiento del comprador compulsivo, diferente a la compra impulsiva que más tarde tocaremos.

"Me lo compré porque me lo merecía", "esconderé mis nuevos tenis en mi bolsa al llegar a casa para que no me pregunten qué me compré", "me siento culpable por el par de jeans que me acabo de comprar porque ya tenía diez", "mañana mismo voy a devolver a la tienda lo que compré hoy", "voy a regalar tres chamarras para desalojar mi clóset y poder meter la nueva, al fin que las otras ya estaban usadas".

En muchos casos existe una verdadera "cruda moral", un malestar, un sentimiento culpígeno por haberse comprado algo que no se necesitaba, o no estaba tan claro que se necesitara. En el comprador compulsivo se da una espiral de pensamientos en este sentido, a la par de procesos para justificar la compra, o tomar "acciones correctivas" o que compensen la nueva adquisición, desde devolver el artículo, regalárselo a alguien, tirar otros objetos o no gastar por cierto tiempo.

Tenemos que entender que la compra compulsiva no es algo momentáneo en términos mentales, ya que implica un proceso mental complejo que en ocasiones dura meses, o que cuando pareciera que termina, aún continúa. Es como cuando alguien lleva días pensando en comprar una chamarra para el frío y compara opciones en internet, va a tiendas y se prueba chamarras sin comprar ninguna; sigue pensando en su sueldo, si tiene otras, si se lo merece, etc., y al final decide comprarla. Pero cuando la adquiere, piensa que ahora necesita unos guantes y una bufanda para que combinen con los colores de su nueva chamarra, y así continúa sin fin.

EL NEGOCIO DE LOS DESAJUSTES

En 2013, poco antes de la publicación del DSM-V (Manual Diagnóstico y Estadístico de Trastornos Mentales), se supo que la industria farmacéutica estaba costeando la mitad del presupuesto de la APA[1], cifrado en 50 millones de dólares, y que ocho de los once miembros de la comisión que asesora sobre criterios diagnósticos tenían vinculaciones con empresas farmacéuticas (Parker-Pope, 2008).

El mercado de los fármacos ha crecido enormemente en los últimos tiempos. De hecho, existen millones de personas que consumen fármacos como si fueran productos de consumo masivo —muy frecuentemente o diariamente. Los consumen como si fueran refrescos, snacks o ropa, pero con mucha mayor dependencia. Se trata de una compra y consumo compulsivo de medicamentos, los necesiten o no: pastillas para dormir, para calmarse, ansiolíticos, para tener más energía, "chochos homeopáticos", bebidas para rendir más en el gimnasio, para el trastorno de atención, para la depresión, etc. El problema no es únicamente el enorme consumo de medicamentos por parte de pacientes que no han sido bien diagnosticados, o ni siquiera diagnosticados, sino que en muchos casos la relación entre hospitales, médicos y empresas farmacéuticas implica intereses económicos más allá de la salud de las personas.

Se han publicado casos como el mencionado en la cita anterior, en los que existe una enorme influencia de miembros que rigen los estándares de diagnóstico —como el DSM-V en psiquiatría y psicología—, y a la vez tienen nexos con la industria farmacéutica; esto no debiera nunca ser así, ya que quienes actualizan, describen y delimitan nuevos trastornos de salud mental, no debieran de tener ningún interés ni conexión con la industria farmacéutica y sus metas e intereses económicos.

Asimismo, la relación entre médicos y farmacéuticas ha sido duramente criticada debido a lo estrecha que ha permanecido: es habitual que las empresas farmacéuticas paguen viajes alrededor del mundo, incentivos, cursos y congresos a miles de médicos para que al final apoyen sus productos, sean éstos los mejores en su categoría o no.

Esto llega al extremo como menciona William Davies (Davies, 2016), de impactar en cómo describimos y cómo definimos los trastornos mentales en la actualidad, pues están conectados con intereses económicos de grandes empresas farmacéuticas. ¿Puedes creer que los que ponen las bases para diagnosticar a alguien estén relacionados con los que venden los productos para resolver dichos diagnósticos?

Davies va más allá cuando afirma que "el principal reproche formulado contra el DSM, desde la introducción del DSM-III en 1980, es que convierte en enfermedades las formas cotidianas de tristeza y singularidades psicológicas" (Davies, 2016). Lo anterior se relaciona también con que en 2013, el DSM-V agregó un nuevo trastorno compulsivo disfuncional, la adicción a internet.

VOLVER PATOLÓGICO LO NORMAL PARA VENDER MÁS

Tal como salió a la luz hace pocos años, el llamado Trastorno de Déficit de Atención e Hiperactividad (TDAH) en realidad no existía, se trataba de un negocio para vender medicamentos. Para el catedrático Marino Pérez, uno de los autores de Volviendo a la normalidad (García de Vinuesa, 2014), como para muchos investigadores más, dicho trastorno no existe; al autor le preocupa además la "patologización de problemas normales de la infancia, convertidos en supuestos diagnósticos a medicar". Afirma que no se encuentran pruebas clínicas que evidencien la existencia de este trastorno.

El padecimiento se volvió una moda, y fue diagnosticado por médicos, profesores, padres y hasta la gente a sí misma, gracias a libros, entrevistas y publicaciones que generaron un negocio millonario de fármacos para tratarlo. Se trataba de un sobrediagnóstico, pero muchas voces de investigadores, psicólogos, sociólogos y neurocientíficos afirmaron que se trataba de un negocio y negaban su existencia.

TRASTORNO DE COMPRA O GASTO COMPULSIVO

La compulsión del consumo, la compra compulsiva o la conducta shopaholic son temas de los que se habla más que antes, sin embargo, la mayoría de las veces se hace con humor y sólo algunos grupos minoritarios se refieren a ellos como una de las partes oscuras del consumismo de nuestros tiempos.

El consumo compulsivo, para O'Guinn y Faber, es "una respuesta a un impulso o un deseo incontrolable por obtener, usar, experimentar un sentimiento, sustancia o actividad que lleva a un individuo a involucrarse repetidamente en conductas que finalmente le causarán daño al individuo y/o a otros" (Darrat, Darrat y Amyx, 2017).

En el artículo de la cita anterior se habla de que la compulsión es algo que se puede manifestar hacia varias cosas, como la comida en exceso, la compra hiperactiva en línea y en tiendas, apostar, almacenamiento compulsivo de objetos, mal uso de la tarjeta de crédito y un uso desmedido de los medios. Claro está que la compra y el consumo forman parte de ella. Asimismo, las principales causas de dichas compulsiones tienen que ver con temas que hemos tocado antes como estrés, escapar de exigencias y presiones, o superar emociones o situaciones no placenteras. Hay quienes hablan de que también se puede deber a una necesidad de afecto o de sentimiento de pertenencia.

Por otro lado, el consumismo se relaciona con la compulsión, que es un impulso irresistible, obsesivo e incontrolable de repetir una acción determinada. Existen varias manifestaciones claras de conductas compulsivas que prevalecen en la actualidad —que se suman a una del pasado cercano, que era ver televisión—, como los videojuegos (sobretodo en adolescentes y jóvenes), los maratones de Netflix o de ver películas o series, escuchar música hasta cuando se camina en la calle, se trabaja, se hace ejercicio, se está en la casa o se viaja, entrar a Facebook decenas o centenas de veces al día, comunicarse por WhatsApp constantemente —en el trabajo, en la calle, en el coche, hasta en el baño—, o comprar constantemente.

De hecho, dentro de la Clasificación Internacional de Enfermedades (CIE-11) de la Organización Mundial de la Salud —que es una herramienta para identificar tendencias y estadísticas de salud de todo el mundo — se habla de un nuevo trastorno: el del videojuego o gaming disorder, que se define como "un patrón de comportamiento de juego relacionado con juegos digitales o de video —digital-gaming y video-gaming—, que se caracteriza por la falta de control sobre el acto de jugar, al cual se le da mayor prioridad que a otras actividades, hasta el punto en que los videojuegos se anteponen a otros intereses y actividades diarias" (WHO, 2018), y que puede traer consecuencias negativas. La persona que tiene un trastorno de este tipo puede mostrar relaciones personales, familiares y sociales deterioradas, y afectaciones en su educación, ocupación o trabajo.

Otra de las manifestaciones de compulsión que se ven en nuestra época es la relacionada con la compra y el gasto. Se han identificado muchas conductas medibles y observables para identificar qué comportamientos de compra dejan de ser normales en nuestra sociedad, y de hecho ya existen terapias y tratamientos para este mal actual.

Algunos de los aspectos que conectan los trastornos de compra y gasto compulsivo —relacionados con el trastorno obsesivo compulsivo— se enlistan a continuación. Para el Illinois Institute for Addiction Recovery, si se presentan al menos cuatro de estos síntomas es muy probable que se tenga trastorno de compra y gasto compulsivo:

- Comprar o gastar dinero como resultado de sentirse decepcionado, enojado o con miedo.
- Comprar o tener hábitos de gasto que nos causen estrés emocional.
- Tener argumentos hacia otros sobre los propios hábitos de compra o gasto.
- Sentirse perdido sin tarjetas de crédito.
- Comprar artículos a crédito que no serán comprados en efectivo.
- Sentir urgencia, euforia y ansiedad cuando se gasta dinero.
- Sentirse culpable, apenado, avergonzado, o confundido después de comprar o haber gastado dinero.
- Mentir a otros sobre compras hechas o de lo mucho que se gastó.
- Pensar excesivamente en dinero.
- Gastar mucho tiempo haciendo malabares con cuentas o facturas para acomodar el gasto.

Según este instituto, las actividades de compra y gasto sí están asociadas con una sensación de felicidad y poder, y generan una gratificación inmediata. Pero existen también otros efectos posteriores que hacen que el consumidor compre de nuevo para alcanzar ese estado intenso, breve y altamente emocional.

Hay también quienes poseen estos trastornos al mismo tiempo que desórdenes de estados de ánimo, abuso de sustancias o desórdenes alimenticios. Pueden experimentar también ansiedad o depresión que impacte en el trabajo o desempeño escolar, y no es difícil encontrar psicólogos y terapeutas que relacionan la compra compulsiva con alcoholismo o abuso de sustancias o drogas.

Tal como lo define Mark Banschick en su artículo "The Shopaholic: When Shopping Becomes an Illness" (Banschick, 2014), en la oniomanía —forma en que se denomina a la manía de comprar o a la compra compulsiva—, como en cualquier adicción, "los compradores compulsivos experimentan un levantón cuando realizan una compra. Frecuentemente, "necesitan" sentirse mejor para contraatacar sentimientos de depresión, enojo, soledad o baja auto-estima" (Banschick, 2014).

Como dice April Benson, ser comprador compulsivo incluye dedicarle mucho tiempo, energía o dinero al acto de comprar, incluso cuando no se llegue a comprar nada que impacte la vida de forma negativa. Es el estado anímico y el pensamiento el que puede llegar a afectar la vida familiar, social, personal, el desempeño en el trabajo o estudio, y en general las relaciones.

En una serie de estudios publicados en el Journal of Motivation and Emotion en Julio encontraron que cuando la gente se vuelve más materialista, su bienestar —buenas relaciones, autonomía, sentido de propósito— disminuye, y cuando lo es menos, crece (Kasser T, Rosenblum KL, Sameroff AJ, et al, 2014). Varias investigaciones y experimentos que menciona el autor apuntan a que el modelo económico actual busca crecer sin medida ni final y mide el éxito bajo sus propios términos, aunque puede dejar rastros de deudas impagables, enfermedades mentales y relaciones destrozadas. El consumismo nos trae una comparación constante y a veces obsesiva con otras personas.

Otro de los términos que se suelen utilizar indistintamente con la compra compulsiva es la compra impulsiva. Es claro que ser un shopaholic no es lo mismo que un ser un comprador impulsivo. La compulsión implica un trastorno de conducta perdurable, en muchos casos incluye racionalizar y pensar durante mucho tiempo y conlleva una conversación constante y obsesiva con uno mismo. Conlleva un comportamiento incontrolable y redundante mientras que la compra impulsiva o "por impulso" la puede tener alguien que no es compulsivo y aprovechó una compra que no planeaba en una sola ocasión. Es decir, que el impulso no implica compulsión.

Alguien puede comprar unas papas en la caja de una tienda de conveniencia que no había planeado y no piensa mucho en ello: lo compra, lo consume y ya. Existen categorías de producto que tienen que ver con impulsos más instantáneos, como un antojo o un estado momentáneo que se caracteriza por un capricho. En el primer caso, hablamos de productos como las botanas saladas o los chocolates; en el segundo nos referimos a una variedad mayor, desde un adorno hasta una fragancia.

LA INCONVENIENCIA DE LA CONVENIENCIA

Si hay una tendencia que lleva ya bastante tiempo y que no se ve que vaya a desaparecer pronto es la empedernida búsqueda por el convenience, como se le denomina en inglés, o la comodidad, es decir, el hacernos la vida más fácil y más cómoda. Es tan amplio el tema que puede abarcar desde utilizar servicios bancarios desde tu teléfono inteligente, ir a un Oxxo o tienda de conveniencia, hacer llamadas desde tu coche sin tener que sostener un teléfono y luego que siga la música, controlar los electrodomésticos vía remota con un celular, o utilizar Uber Eats para pedir comida a domicilio.

Esto nos ha dado grandes beneficios como consumidores: ahorrar tiempo, facilitarnos actividades, ahorrar dinero o dejar que nos enfoquemos en actividades a las que les damos más prioridad. Sin embargo, dado el diagnóstico que he ido elaborando con respecto al consumismo, la compra adictiva y sus múltiples efectos, la comodidad también tiene su parte oscura.

Hacerte cómodo algo también provoca que consumamos una gran diversidad de productos y servicios que en realidad no son productos, ya que no se produce algo en sí, sino que tercerizan un trabajo que se podría evitar fácilmente. Cuando alguien pasea a nuestra mascota por nosotros, se trata de un empleo pero implica también algunos aspectos negativos, tales como que el dueño de la mascota no convive con ésta, no da un trabajo productivo sino que sustituye el tiempo que el dueño le dedicaría a la mascota, y en muchos casos cuando los paseadores conducen una gran cantidad de mascotas, entorpecen el libre camino de los peatones, crean ruido, suciedad y generan contaminación al medio ambiente.

Está comprobado que la comodidad también nos ha vuelto más comodinos, aspecto que también ha contribuido a que aumente el sedentarismo, que nos ejercitemos menos y que suba el número de obesos —que es un problema muy grave de salud en nuestro país y que algunos señalan como una epidemia.

Volvernos cómodos en extremo hace también que

se creen más productos y servicios que podríamos hacer nosotros mismos y por lo tanto, generarían menos impacto al medio ambiente. Y tal como sobresale en algunas de las entrevistas que menciona David Frayne, cuando hacemos cosas por nosotros mismos se da una mayor satisfacción y felicidad que cuando las hacen por nosotros. En dichas entrevistas hay gente que narra cómo hacen trabajo de ayuda a otros, o producen sus propias hortalizas y alimentos, lo que demuestra que hay quienes dejaron un trabajo con un buen sueldo, pero a costa de un gran estrés, que han encontrado una forma más sencilla y satisfactoria de vivir.

Por otro lado, hay infinidad de publicaciones sobre los efectos negativos para el medio ambiente de todos los vasos y botellas que utilizamos para llevar, gran parte de los cuales no son tan reciclables como se comunica, o implican una gran cantidad de basura adicional. O los daños medioambientales y problemas sociales que generan los componentes minerales que contienen nuestros teléfonos celulares, como los conflictos en el Congo por la explotación de oro, tungsteno y tántalo — cada año se desechan 130 millones de celulares en el mundo—; o la ropa sintética que ha crecido enormemente su uso los últimos años porque se limpia fácil, seca rápido y es barata, aunque está hecha de millones de fibras plásticas, gran cantidad de las cuales acaban en los océanos.

¿Y qué podemos decir de la comida procesada, que es tan conveniente, que nos ha ayudado a ahorrar tiempo en momentos en que ambos padres se ven apurados para llegar al trabajo? La comida procesada ha permitido que padres y madres cocinen más rápido, aunque muchos de los restos de los empaques terminen en los desechos y contaminen nuestros océanos, convertidos en cientos de miles de toneladas de plásticos. Como ya hemos dicho antes, el efecto medioambiental no es el único, ya que hemos adquirido hábitos y costumbres como consumidores que no son sanos ni para nuestro cuerpo, mente ni convivencia.

Por lo anterior, la exagerada búsqueda por la comodidad y el confort nos está llevando a un mundo menos cómodo y conveniente por sus efectos, que a largo plazo y con frecuencia son dañinos. Asimismo nos generan dependencias; qué podemos decir de los tiempos cercanos en que probablemente ya no manejaremos nuestro coche, la tecnología apagará las luces y encenderá nuestra lavadora cuando no estemos en casa por nosotros, o casi todos estudiemos toda la universidad on-line. Es conveniente, claro que sí, pero el extremo puede ser, a la larga, mucho más inconveniente de lo que pensamos. Pero, ¿quién quiere pensar en los efectos si lo que escuchamos todos los días en charlas, anuncios y conferencias es que tenemos una sola vida, que la vida es hoy y que no hay que pensar en el mañana?

¿Qué haremos con tantos popotes, bolsas de plástico, selfie sticks, almohadas para viajar en el avión, vasos de unicel, termos y otros artículos que nos hacen la vida más cómoda a expensas de generar grandes cantidades de basura y desperdicios no reciclables?

OBSOLETOFOBIA

La obsolescencia acelerada de productos y máquinas, la destrucción de las antiguas estructuras que cubrían ciertas necesidades, la multiplicación de las falsas innovaciones, sin beneficios perceptibles para la calidad de vida, son todos elementos que pueden agregarse en ese balance (Dabbagh, 2015).

En nuestros días mucho se habla de la obsolescencia programada, como una estrategia regular que utilizan sobre todo los fabricantes de tecnología, para que los consumidores cambien sus aparatos y adquieran otros nuevos antes de que aquéllos hayan agotado su vida útil.

Aunque han existido críticas en los medios de comunicación y comunidades de consumidores, el malestar provocado en éstos no ha generado ningún cambio sustancial, ni en las empresas que continúan con esta estrategia, ni en las masas de consumidores. El deseo por lo nuevo, lo último, ya sea que hablemos de celulares, tabletas, ropa o tecnología no ha decrecido; son otros los factores que han hecho que crezcan sus mercados, que se estabilicen o disminuyan: tendencias, nuevas tecnologías, precios o competencia, entre otros.

Cuando hablo de la obsoletofobia me refiero al fenómeno por el cual tenemos un gran temor a quedarnos atrás de los demás, a ser obsoletos, a no estar al día. El solo hecho de no tener un celular actualizado, no haber bajado la última actualización de una aplicación, de no estar a la última moda del mes o incluso la semana, nos hace parecer rezagados, algo a lo que nadie aspira. Muchas veces una serie de temores, miedos e inseguridades crean el sentir de que se necesita consumir algo: un seguro al viajar en avión, un seguro por si falla nuestra computadora, un seguro contra temblores o desastres naturales; también la fobia a no estar al día, ya sea en moda, tecnología, materiales con que están hechas las cosas y hasta productos orgánicos, sustentables y ecológicos.

Para la industria, la obsolescencia planificada estimula positivamente la demanda, al alentar a los consumidores a comprar de forma acelerada nuevos productos si desean seguir utilizándolos. Por otro lado, es un hecho que la estrategia de obsolescencia programada se aplica a una gran diversidad de artículos, desde vehículos hasta focos, pasando por edificaciones y software.

Sin embargo, también existe el riesgo de una reacción adversa por parte de los consumidores, al descubrir que el fabricante invirtió en hacer que su producto se volviese obsoleto más rápidamente. Esto podría generar que sus consumidores se cambien a la competencia, basando su elección en la durabilidad y calidad del producto. Sin embargo, como mencionamos anteriormente, ha tenido pocos efectos en la respuesta de los consumidores.

Haciendo un poco de historia, la obsolescencia planificada fue desarrollada por primera vez entre 1920 y 1930, cuando la producción en masa empezaba a forjar un nuevo modelo de mercado, en el que el análisis detallado de cada parte del mismo pasaba a ser un factor fundamental para lograr su éxito.

La estimación de la obsolescencia planificada puede influir enormemente en la decisión de una empresa sobre la arquitectura interna de sus productos. De esta forma, la compañía va a sopesar si utilizar los componentes tecnológicos más baratos satisface o no la proyección de vida útil que estén interesados en darle a sus productos.

Es un hecho que los avances tecnológicos nos han aportado grandes beneficios en nuestra vida diaria, tales como movilidad, compartir experiencias con más gente, ahorrar tiempo y más, pero la obsesión por encontrar nuevos mercados y acelerar los procesos de compra presenta un impacto negativo en nuestra vida y bienestar presente y futuro.

¿Cuantas veces al visitar un Macstore o iShop nos han dicho que nuestra iPad, iPhone o laptop ya es vintage, es decir, que ya quedaron rezagadas, o qué adolescente no se ha sentido presionado por cambiar sus audífonos con cable por unos inalámbricos, o quien no ha sustituido su tele de pantalla plana que funcionaba perfectamente bien por una smart TV?

El tema de la obsolescencia está también relacionado con la innovación y la tecnología. En la era de encontrar nuevos mercados y nuevos segmentos, de buscar nuevos negocios y de la espiral de sacar nuevas versiones mejoradas de todo —2.0, 3.0, 4.0... o 1, 2, 3, 9, 10, X, XX, XS, etc—, muchas empresas lanzan nuevos productos y los ponen a la venta como grandes innovaciones, cuando en realidad no lo son.

Y es que la mayor innovación que estamos viviendo en nuestros tiempos no proviene de grandes campañas publicitarias ni de innovaciones progresivas, sino más bien de una idea o concepto verdaderamente novedoso y rupturista, como lo fueron Uber, AirBnB, Netflix, Amazon o eBay en sus inicios. Sin embargo, vemos una avalancha de nuevos productos y lanzamientos de nuevos sabores, colores, aromas, empaques, un ingrediente de moda que nada tienen que ver con innovación; y no digo que esté mal su lanzamiento, pero como consumidores debemos de detectar mejor lo que son avances reales y lo que es solamente aire: mercadológico y publicitario.

En el mundo de los refrescos de cola hemos visto versiones diet, light, con nuevos edulcorantes, clear o sin color, con más cafeína... más de lo mismo, prácticamente lo único que cambia es la estrategia de marca. Pienso que, como mercadólogos, deberíamos ir detectando necesidades, innovaciones y adelantos reales —aunque lleven más tiempo— y concentrarnos en eso, en vez de ir tratando de arañar unos céntimos de participación del mercado por un momento en el tiempo. El crecimiento de las marcas está en la verdadera innovación, en los avances, en hacerle la vida más fácil —de forma positiva— a los consumidores, respetando el medio ambiente y sin tratar de engañar vendiendo beneficios que no ofrecen en realidad.

52 ESTACIONES AL AÑO

En su artículo sobre las cinco verdades de la industria de la moda rápida (Whitehead, 2014), Shannon Whitehead nos habla de que la industria de la moda está diseñada para hacernos sentir "fuera de moda" después de cada semana. Su planteamiento es que, en vez de pensar en que como consumidores compremos ropa de temporada (otoño, invierno, primavera y verano), pensemos en tener 52 "micro temporadas al año". Las otras cuatro verdades que menciona la autora son: que los descuentos en realidad no son descuentos, que hay una tendencia de que nuestra ropa traiga químicos peligrosos, que la ropa está diseñada para romperse con facilidad y que los adornos y las lentejuelas son un indicativo de mano de obra infantil.

En el documental The true cost (El costo real), dirigido por Andrew Morgan (Morgan 2015), se toca el mismo tema. En él se habla de los devastadores efectos en la vida de trabajadores de Bangladesh, que laboran en condiciones infrahumanas para marcas de moda rápida. Hay ejemplos de tragedias, muertes de personas y afectaciones de la salud de éstas, sueldos exageradamente bajos y ninguna protección para los trabajadores. Como menciona el documental, la obsesión de las empresas por vender ha llevado a que exporten la mano de obra a otros países sin que se respeten los derechos humanos básicos de los trabajadores, ni se contemplen otros costos para dictar los precios de los productos. Los costos no sólo son los de la mano de obra y los de la empresa, sino que hay otros relacionados con daños ambientales que las compañías no están asumiendo; en el documental se menciona, por ejemplo, la contaminación de ríos como el Ganges, algunos daños a la salud de las personas y precarias condiciones de empleo, todo para poder ofrecer moda rápida a muy bajo precio a países de primer mundo y emergentes.

La moda rápida encabezada por marcas como H&M, Zara, Forever 21 y muchas más, aunque proporcionan a los consumidores calidad justa a buen precio hacen uso de la obsolescencia programada, donde lo que uno compra se vuelve obsoleto y decrece su valor enormemente en menos de tres meses, y la durabilidad de muchas de las prendas es sólo para unas cuantas puestas. Y es verdad, existe un mercado que desea prendas que casi no duren para deshacerse de ellas y comprar más, pero tendremos que preguntarnos qué ocasionan estos negocios en la gente, en sus patrones de consumo, cuál es el costo real de la fabricación de tales prendas, cuáles son las condiciones laborales de la gente que las fabrica, y qué tanto más felices nos hace comprar 8 jeans al año que sólo uno que cuidamos y nos dura largo tiempo.

MULTI-TASKING, MUCHAS TAREAS Y EN REALIDAD

NINGUNA BIEN

Como menciona Vivian Giang en su artículo "These Are the Long-term Effects of Multitasking" (Giang, 2016), el hecho de ser un multi-tasker o alguien que hace simultáneamente varias actividades, podrá salvarte de que te echen del trabajo, pero no logrará que te promuevan o subas de puesto, ya que para ser promovido hay que realizar tareas profundas que generan valor y te ayudan a forjar las habilidades necesarias para ser promovido.

Y es que el multi-tasking se percibe en nuestra sociedad como algo natural, y se llega a ver incluso con humor a alguien que presume o destaca lo ocupado que está frente a otras personas. En nuestros días se afirma que llevar a cabo más actividades simultáneas es una capacidad superior de las nuevas generaciones, como los millennials y la Generación Z, en oposición a generaciones pasadas que no la tenían. Es decir, se proyecta el multi-tasking como una habilidad, una destreza, una potencia o algo necesario para desempeñarnos en nuestros días; si uno no es multi-tasker, se ha quedado atrás y no se ha adaptado a la realidad actual.

Pero las investigaciones dicen otra cosa muy diferente. Además de que en muchas ocasiones el multi-tasking se realiza hoy en día por no tener capacidad —o más bien no querer— de vivir tiempos muertos sin hacer nada, vemos gente que todo el día, mientras trabaja y anda en la calle, escucha música con audífonos, o que en una charla en un café está al mismo tiempo hablando, enviando un e-mail en su smartphone, y contestando mensajes de WhatsApp, o inclusive quien anda en bicicleta, escucha música en sus audífonos y al mismo tiempo revisa su celular.

Está comprobado que, en realidad, efectuar tareas simultáneas en muchos casos pone en peligro a los ciudadanos y los mete en un estado de alienación constante, en el que cada una de las tareas que realiza simultáneamente, las desarrolla con un desempeño pobre o inferior. Está validado que quienes leen y al mismo tiempo escuchan música, y contestan e-mails o realizan actividades con smartphones o tablets, retienen mucho menos y aprenden menos de lo que leen. Sin embargo, estos efectos negativos del multi-tasking no es algo de lo que se hable mucho en nuestros días.

Los Doctores Kubu y Machado, neuropsicólogos del Instituto Neurológico de la Clínica Cleveland, en un artículo publicado en la revista Time (Kubu y Machado, 2017), afirman que en realidad no podemos ser multi-taskers y más bien somos mono-taskers, es decir, que en realidad estamos capacitados para hacer una sola actividad a la vez. Mencionan que en un estudio se comprobó que solo 2.5% de la población tiene la capacidad de ser en verdad multi-task. Plantean que el hecho de tratar de completar más de una actividad a la vez —y más si son peligrosas como textear y manejar un auto al mismo tiempo— pone en riesgo nuestra capacidad para realizar bien las dos actividades y de forma segura.

Por otro lado, el dual-tasking —es decir, hacer dos actividades a la vez, como escuchar algo durante una simulación de manejo— se asocia con una actividad reducida en regiones del cerebro importantes para la atención, y demuestra un desempeño inferior. Además de que la atención impacta nuestro aprendizaje, ella misma es clave para el aprendizaje, además de que aprender, como señala la cita, implica un procesamiento profundo. Investigaciones que nombran los mismos autores concluyen que hacer multi-tasking con diversas tecnologías impacta negativamente el estudio, la realización de tareas, el aprendizaje y las calificaciones.

> Es como una gráfica de pastel, y lo que sea en lo que estemos trabajando tomará la mayor parte de ese pastel. No hay cabida para otras cosas, con la excepción de conductas automáticas como caminar o mascar chicle. Guy Winch (citado en Macmillan, 2019).

En un artículo de la revista Health ("12 Reasons to Stop Multitasking Now!") escrito por Amanda MacMillan, se destacan algunas razones de por qué dejar de hacer multi-tasking, entre las que se encuentran: que en realidad no estamos haciendo multi-tasking sino cambiando de tareas debido a la capacidad finita que tiene nuestro cerebro, que no te hace ahorrar tiempo en realidad sino alargarlo al realizar las actividades — es decir que nos ralentiza—, que nos hace cometer más errores —los expertos mencionan que puede generar una pérdida de 40% de la productividad—, causa mayor estrés y provoca un estado de alerta mayor, nos perdemos de la vida en el sentido de que no vemos cosas obvias que están ocurriendo frente a nosotros, perdemos detalles y memorizamos menos, puede impactar nuestra relación con otros al no atenderlos del todo, puede afectar el pensamiento creativo y puede ser peligroso —de hecho hay quienes comparan el conducir en estado de ebriedad con el hecho de manejar texteando o haciendo más de una actividad a la vez.

Por último, Cal Newport nos habla de que el trabajo profundo es necesario para explotar el potencial de nuestras habilidades y sacar provecho de nuestra capacidad intelectual. Él define trabajo profundo como "las actividades profesionales que se desempeñan en un estado libre de distracción que impulsa tus capacidades cognitivas al límite. Estos esfuerzos crean nuevo calor, mejoran tu habilidad y son difíciles de replicar" (Newport Cal, 2017).

PERSONALIZACIÓN EN EXCESO ES MÁS DE LO MISMO

La interconexión digital total y la comunicación total no facilitan el encuentro con otros. Más bien sirven para encontrar personas iguales y que piensan igual, haciéndonos pasar de largo ante los desconocidos y quienes son distintos, y se encargan de que nuestro horizonte de experiencias se vuelva cada vez más estrecho. Nos enredan en un inacabable bucle del yo y, en último término, nos llevan a una 'autopropaganda que nos adoctrina con nuestras propias nociones' (Byung-Chui, 2017).

Los algoritmos y sistemas utilizados para sugerirnos o vendernos contenido, videos, películas o música han representado un gran avance en la adaptación de productos y servicios a las necesidades de los consumidores. Sin embargo, al mismo tiempo nos limitan, mostrándonos únicamente libros sobre lo que ya hemos leído —como en Amazon—; Netflix nos recomienda películas y series relacionadas con lo que ya hemos visto, Spotify nos sugiere música, artistas y canciones relacionadas con lo que ya hemos escuchado.

El problema es, ¿cuándo vamos a ver, escuchar o leer lo que no tiene que ver con nuestros patrones y preferencias pasadas y que nos puede enriquecer? Es lo que nos trata de dar a entender Byung-Chui Han al señalar que encontramos lo igual y no lo diferente, leemos periódicos que están en línea con nuestra ideología y creencias, escuchamos música y vemos películas que van de la mano con lo que nos gusta, vemos series que se parecen a lo que ya hemos visto y esto hace que nuestra gama de experiencias vividas sea más estrecha cada vez. ¿Significa la personalización que todo lo que reciba o se me ofrezca se adapte a parte de lo que fui en el pasado?

¿Recuerdas una película, un libro, una serie, una canción que al principio no fue del todo de tu agrado o no estaba relacionada con lo que habías leído o escuchado, o alguien distinto te la recomendó y sin embargo creó una diferencia para toda tu vida? Yo sí. Si hubieran existido algoritmos para dictarme que ver, leer o escuchar no hubiera visto la película Barry Lyndon de Stanley Kubrick, no hubiera escuchado al grupo de rock The Police —que al principio se me hacía un grupo trivial y superficial frente al rock anterior—, ni hubiera llegado a leer Narciso y Goldmundo de Herman Hesse, por solo mencionar algunas cosas.

Lo igual nos puede estar limitando; en los tiempos en que tenemos más posibilidades y alternativas que nunca, es cuando menos opciones estamos viendo. Por ello que es importante que no sólo veas algo relacionado con lo que prefieres, con tus patrones pasados, que éstos no dictaminen tus preferencias presentes y futuras, porque puedes estar perdiéndote de mucho.

Actualmente vivimos momentos donde cada producto o servicio se trata de personalizar, customizar o adaptar a cada persona; donde el mundo ideal sería que cada producto o servicio fuera distinto dependiendo de la persona que lo consumiera. Si bien la personalización ha logrado que las marcas y los productos se adapten cada vez más y mejor a nuestros gustos, intereses, preferencias y a nuestra comodidad, también es cierto que la excesiva personalización hace que nos frustremos cuando no recibimos exactamente un producto como queríamos, nos lleva a ser poco pacientes, nos limita a descubrir algo diferente que nos puede gustar igual o incluso más, y de todas formas los modelos predictivos de conducta tienen grandes errores al predecir el futuro.

¿Qué tal que si todos los días pido un chai latte y un croissaint para desayunar, hoy quise probar un té y una barra de cereal porque empecé una nueva dieta? ¿Qué tal que me aburrí de ver series de Marvel y ahora deseo ver una serie biográfica? O simplemente, la personalización de unos tenis Nike la quiero hacer yo en casa y no moldearla en la web de Nike. Se menciona poco, pero existen gran cantidad de esfuerzos de marca que tratan de personalizar algo que el consumidor no agradece, o piensa que no va dirigido a su persona, o que le resta libertad al ofrecerle tantas opciones que en realidad no lo dejan elegir.

LA PREMIUMIZACIÓN HASTA DE LO MÁS INTRASCENDENTE

Llevamos décadas con la tendencia de que las marcas

ofrecen productos o servicios premium —en oposición a los productos básicos o sin alta emocionalidad a la hora de comprar—, desde viajes en avión en business class, ir al cine Platinum o VIP, entradas VIP para un concierto, tarjetas de crédito Gold, zonas VIP en restaurantes, cafeterías pet friendly, alimentos enriquecidos, y hasta agua embotellada en envases artesanales estilizados, por sólo mencionar algunos productos.

Para este fenómeno vemos diversas denominaciones, como productos y servicios VIP (Very Important Person o persona muy importante), Platinum, Oro, Business, Gourmet, Artesanal, Edición Limitada, Priority Pass —en el aeropuerto—, Flash Pass —en parques temáticos—, Etiqueta Negra y muchas más. La cuestión es siempre ofrecer algo más lujoso, mejor hecho, más cómodo, de mayor calidad o hecho de forma más artesanal, hecho a la medida de la persona y menos estandarizada para alcanzar a segmentos de consumidores de alto valor o más rentables para las empresas.

Esto no sólo se debe a un impulso de las compañías sino a una aspiración de los consumidores por recibir productos o servicios exclusivos, diferentes, mejores que los que consumen los demás, de vivir más placenteramente un producto, de obtener mayor comodidad, de disfrutar algo rico, cómodo o lujoso pero también en muchos casos de generar envidias en otros, de ostentar el éxito que estamos teniendo, nuestro estatus o el poder que tenemos, de pertenecer o tener acceso a un club selecto de personas.

Sin embargo, se ha llegado al extremo de premiumizar casi todo —hasta productos de primera necesidad como el agua, el pan y otros— con el fin de llegar a nuevos mercados o mejorar la rentabilidad de las marcas y vender más.

Los problemas del extremo de esta tendencia son —particularmente en países emergentes como el nuestro— seguir separando productos y servicios, unos para las masas y otros para privilegiados; encarecer el precio de muchos productos en países cuya base social tiene nivel socioeconómico bajo; ir en contra de dar libertad de escoger a los consumidores, que sólo pueden llegar a consumir partes de un producto o servicio; abonar a la brecha entre ricos y pobres que se ha acrecentado tanto, y en ciertos niveles ya no poder consumir cosas básicas. El lujo tendría que ser el nuevo básico, como en países de primer mundo con una mayoría de clase media, en los que hay convivencia social entre los diversos niveles socioeconómicos y la clase alta consume también los básicos.

Contrario a lo que logró la industria de la moda rápida con marcas como Zara o H&M a nivel global —democratizar o hacer más accesible el mundo de la moda a más gente—, aparecen nuevas industrias enteras como las de la cerveza artesanal, la ebullición de la categoría del mezcal, los cines con alta calidad de sonido e imagen, los chocolates artesanales y la nueva cocina que han sido accesibles sólo para segmentos pequeños de consumidores. Hay categorías enteras que al premiumizar mercados han subido los precios y los han vuelto inaccesibles para la gente que quiere o sólo puede consumir lo básico.

Beber agua embotellada, consumir chocolates y botanas saladas con recetas nuevas, utilizar azúcar mascabado, tomar un café —que ahora se denominan lattes, espressos, black & white, etc.—, comprar panes con más granos o de mayor calidad son ejemplos de cuestiones que han vuelto inaccesibles categorías que antes no lo eran, debido al alza de precios.

Hay casos donde los productos verdaderamente son diferentes, pero en otros se trata más bien de un empaquetado con lenguaje, diseño y vocabulario aspiracional, nada más. Hay consumidores que ya no pueden encontrar buenos productos "normales" o básicos, como champú, agua, pan integral, un viaje en autobús. Lo mismo ha ocurrido con los automóviles: las mismas marcas hacen vehículos más lujosos, con más tecnologías, mejores materiales, de mayor tamaño y mucho más caros, como el VW Golf, el Ford Fiesta, el Nissan Sentra, por sólo mencionar algunos.

Lo preocupante es la exclusión de una serie de productos o servicios a millones de consumidores, y no lo digo en el caso de productos de alta calidad —que es normal que por sus elevados costos de producción tengan precios más altos—, sino de quienes aprovechan las tendencias de lo gourmet o lo premium para elevar los precios de productos que en realidad no tienen ninguna superioridad fáctica.

Si uno revisa el precio de los cafés antes del boom de los cafés premium con palabras en italiano, nuevas mezclas y denominaciones, tazas, formas de consumirlas y con ambientes y experiencias de consumo premium, se dará cuenta que en lugares que eran comunes o básicos también los han subido exageradamente sin que haya cambiado el servicio, ni el café. Y por lo mismo, las opciones de café que ofrecen ahora las tiendas de conveniencia como Oxxo o 7 Eleven han ganado mercado de forma exponencial, con precios competitivos para todos los niveles socioeconómicos.

Con la gran mejora en experiencias que han tenido

los cines en cuanto a sonido, las botanas que venden, la calidad de imagen, el confort de sus salas, los precios se han vuelto más elevados que en el pasado, por lo que millones de personas ya no asisten al cine o lo hacen a costa de incurrir en gastos exagerados en relación a su nivel de vida.

Hoy además hay taquerías que cobran sus tacos como si fuera comida gourmet, heladerías premium, tamales premium, hamburguesas con pan artesanal de concha premium, chilaquiles premium, cervezas artesanales, chocolates gourmet, agua mineral premium, etc. Esto ha promovido el consumismo y la compra compulsiva de este tipo de productos con el afán de disfrutar pero también en muchos casos de ostentar, sentirse más seguros o distanciarse de los demás. Y como mencioné anteriormente, existe el riesgo de que productos masivos de primera necesidad se vuelvan muy caros e inaccesibles para gran parte de la población.

EL CONSUMISMO DEL OCIO

El consumo no es estimulado exclusivamente por las marcas o la publicidad; se nos incita a consumir por parte de amigos, por recomendaciones, el gobierno, cultura, la familia, grupos y redes sociales, etc. Además consumimos una gran cantidad de contenidos, productos, servicios, ideas y actividades que no solemos considerar como artículos de consumo y en realidad también lo son.

El ocio es uno de ellos: nuestras actividades de esparcimiento, de entretenimiento y diversión, hoy día están envueltas y rodeadas por el consumismo también. Hoy, por ejemplo, vamos a una exposición de Magritte en un museo, donde nos vemos rodeados de actividades, como pintar una cerámica por la cual hay que pagar; a pocos pasos hay una cafetería, y la tienda para poder comprarnos la playera, el delantal, el calendario o la taza de Magritte; o en la exposición sacamos una foto de alguno de sus cuadros y la subimos a Instagram o Facebook, la compartimos con nuestros amigos y buscamos likes; al mismo tiempo consumimos datos y parte de nuestro tiempo.

El negocio de cualquier tipo de espectáculo está boyante en México, que es de los 10 mercados más importantes del mundo en conciertos, espectáculos y asistencia al cine. De ahí entonces que incluso en lugares culturales como la Cineteca Nacional se sigue la misma dinámica: hay cafés, restaurantes, exposiciones temporales con opciones de consumir atmósferas, y esparcimiento para ser consumido en un ambiente cultural. En realidad no podemos desligarnos de esta dinámica: hasta en un concierto de música clásica hay degustaciones de nuevas marcas artesanales de vinos, café de Chiapas o pan artesanal. Y sin que esto sea bueno o malo, se sigue la misma conducta: consumir de más, ya sean bolsas, libros, palomitas, comida, souvenirs, etc.

La cuestión es que los procesos del comportamiento, de las emociones y patrones conductuales son los mismos: existe la misma conducta de compulsión y acumulación, sea que vayamos a un Walmart, a un mercado sobre ruedas, a comer tacos sin límite o a comprar artesanías o productos locales hayan sido hechos a mano o no.

De hecho existe una gran permeabilidad entre marcas de gran consumo y producción local, como en el caso de tendencias que comienzan siendo locales y luego son adoptadas por las grandes marcas, como utilizar una palestina, una chamarra o sudadera de jerga o comer tortillas con nopal. Un día vemos sólo en mercados locales una prenda de material y trabajo artesanal local a un precio bajo y un par de años después vemos que Forever 21, American Eagle, Zara, H&M o Desigual traen los mismos diseños y colores pero masificados.

Muchas marcas globales se apropian de tendencias de marcas o productores locales para el desarrollo de nuevos productos. Toman desde materiales e ingredientes hasta estilos, procesos, o artesanías completas; sólo que lo empaquetan en un producto o marca, lo estandarizan y lo producen por millones. Así tenemos por ejemplo la "Cervecería de Barrio" —que no es la cervecería de nuestro barrio como la conocíamos —, las alpargatas de H&M, similares a las que hacían en el mercado —que no tenían marca—, sólo que ahora se venden por millones, y muchos productos más. Consumimos artesanías, arte, espectáculos culturales y actividades de ocio.

4. PREDOMINANCIA DE LO LIGHT COMO CONCEPTO

"Civilización de lo ligero no significa existencia ligera" (Lipovetsky, 2016).

Como hace hincapié Lipovetsky en su libro De la ligereza (Lipovetsky, 2016), vivimos tiempos donde todo lo queremos hacer ligero, sentirlo ligero, consumir algo ligero; ya sea comprar algo y que sea obsoleto pronto para poder consumir otra cosa en su lugar, vivir deportes o espiritualidades que no impliquen tanto compromiso o sacrificio sino que sean ligeras, o vestimos a la moda de este momento y en poco tiempo nuestra ropa ya esté fuera del mundo cool. Lo más interesante, como menciona Lipovetsky, es que el sentir de los ciudadanos en realidad es de pesadez, y la empedernida búsqueda de lo light es para aligerar la vida.

Es un tiempo en el que se vive una gran ansiedad por incertidumbres del trabajo, de las relaciones, de la certeza de dinero; se viven más casos de depresión e intentos de suicidio que nunca, más estrés por trabajar largas horas o por no conseguir empleo, y una época donde el terrorismo y la inseguridad están presentes.

Ya en 2011, un estudio de la Organización Mundial de la Salud realizado en 18 países arrojó que varios de ellos —los de mayores ingresos económicos— eran los que tenían el mayor porcentaje de personas deprimidas (Alto Nivel, 2011). Francia y Estados Unidos son los países con el mayor porcentaje de personas que han atravesado un episodio de depresión de magnitud considerable (el primero con 21% y el segundo con 19.2%), seguidos por Brasil, Holanda y Nueva Zelanda. Y como afirma William Davies, aproximadamente una tercera parte de los adultos estadounidenses y la mitad de los británicos consideran que sufren de depresiones ocasionales.

En el caso de México, de acuerdo con la Encuesta Nacional de los Hogares que realiza el INEGI (Fuentes, 2017), en 2015 hubo 57.2 millones de personas que se habían sentido alguna vez preocupadas o nerviosas. Esta sensación la tuvieron todos los días un total de 11.58 millones de mexicanos y otros 9.4 millones semanalmente. Al menos 34.5 millones de personas en México se han sentido alguna vez deprimidas y solo 1.63 millones toman antidepresivos.

Por otro lado, los enormes niveles de obesidad en México, muestran por una parte un desorden alimenticio grave ocasionado por una oferta desmesurada de alimentos no saludables, pero también proviene de carencias emocionales que se cubren con el hábito de comer en cantidades enormes, nunca antes visto en México. Estos hábitos enmascaran una enorme ansiedad en millones de personas y forma parte del aligeramiento del que habla Lipovetsky.

Antojos y antojitos existen en México desde hace siglos, pero hasta hace sólo 30 años, la obesidad era un problema mínimo. No puede atribuirse mayoritariamente a las marcas de comida chatarra, porque existen campañas millonarias para que, por ejemplo, la gente no beba si va a manejar y lo sigue haciendo, o para que usen anticonceptivos y siguen existiendo miles de casos de embarazos en adolescentes, y una campaña multimillonaria en medios, de muchos años, contra la obesidad, que no ha logrado cumplir en lo más mínimo su objetivo. En realidad es un tema multicausal y complejo.

Hemos adquirido hábitos perjudiciales para nuestra salud en la relativo a la comida, al uso de la tecnología y del transporte, al ejercicio, a la lectura. Pero, por otro lado, queremos aligerarnos, despreocuparnos, sentir que lo que nos acongoja no pesa.

Lo anterior se suma al hecho de que en nuestros días tenemos menos paciencia, nos frustramos más que antes cuando algo no funciona, sabemos esperar menos, somos menos tolerantes y calculamos menos las consecuencias de nuestros actos.

Tal parece que en nuestros días Amazon es la nueva forma de ir al súper, lo más fácil de comprar, parece que no hay que pagar, puedes llevar lo que sea... el ideal se monta en la tendencia de la ligereza: sólo consumir y nunca ver las consecuencias, es más importante qué deseo, no qué puedo comprar, podría comprar un cohete a la luna por 1,000 meses sin intereses.

> Nuestra época está caracterizada por un trabajo contra la materia, el volumen, y la pesadez de las cosas: ganar tiempo, si, pero también reducir el peso de los objetos y hacerlos más móviles, disminuir las cantidades de materia utilizada, fabricar micro y nano-objetos, reemplazar el

intercambio de productos materiales por el de flujos electrónicos en las redes informáticas (Lipovetsky, 2016).

Sentimos una realidad pesada que necesitamos aligerar, y para esto consumimos soluciones light: un refresco, una película, una canción, un libro, unos jeans —en los que el aligeramiento significa que duren poco y adquiramos otros nuevos en poco tiempo—, esperar al transporte con audífonos, juegos y WhatsApp para hacer más ligera la espera o que los niños vean una película infantil en la camioneta SUV de mamá mientras realizan un viaje de media hora en el tráfico.

Lo anterior evidencia una evasión de la realidad, un enfoque en vivir el momento, el instante, en realidad porque no se sabe cuánto pueden durar las cosas. Se trata de una búsqueda de felicidades fáciles, a la carta e instantáneas que no impliquen mucho esfuerzo, disciplina ni sacrificio.

En realidad no hay nada nuevo en el hecho de tratar de escapar cuando las cosas se ponen difíciles, lo que si representa una novedad es este boom de la búsqueda de lo light como concepto, como contrapeso de la realidad en formas que no habíamos visto en la historia reciente. Existen más que antes estados de euforia, máxima alegría y felicidad, y no estados de felicidad perdurables.

Esto no es atribuible totalmente a la cultura del consumo —o a las marcas que han logrado manipular a los consumidores más, creándoles o inventándoles nuevas necesidades o deseos—, como algunos afirman sin sustento, se trata más de cuestiones culturales que tienen que ver con democracia, libertad de elección, consumo, realidad socioeconómica y otros temas relacionados.

La religión y la espiritualidad no se salvan de esta

búsqueda de lo light. Existe una creciente moda del budismo, hay nuevas formas de catolicismo, dianética, cienciología, múltiples tipos de yoga y meditación; todos ellos implican un mercado creciente de diversos tipos de terapias, masajes, eventos, retiros, productos y servicios.

Estos datos, que ilustran parcialmente la deriva hacia la ¿felicidad? solitaria, cobran sustancia con estos números que publican el Departamento de Salud de aquel país y la revista Time: más de veinte millones de personas practican la meditación en Estados Unidos, y el gasto anual en cursos de mindfulness, productos y merchandising es de 4,000 millones de dólares. La cifra del yoga es todavía más importante: los nuevos yoguis gastan 10,000 millones de dólares al año en clases de yoga y accesorios. De las industrias que crecen más, y más rápidamente, en Estados Unidos, el yoga ocupa el cuarto lugar (Miriam Ramírez, 2016).

Esto también se menciona en el artículo publicado por Milenio en 2016 (Miriam Ramírez), "Yoga y terapias alternativas ganan seguidores en México". El artículo señala que estas opciones han ido ganando terreno, como muestra la "Expo Ser", un evento de empresas de meditación, yoga, nutrición y otras alternativas, que registró un crecimiento anual de 19% en 2016 y estimaba uno de entre 20% y 21% para los siguientes 5 años.

No vamos a despreciar los beneficios físicos y mentales que da la yoga, ni puede negarse que el mindfulness ayuda a ciertas personas a encuadrar algún episodio vital, pero también es verdad que el éxito súbito y meteórico de estas dos industrias es el síntoma de una espeluznante perturbación sociológica: lo de hoy es cultivar la espiritualidad, mejor si tiene aire oriental, como vehículo para conquistar la felicidad (Jordi Soler,

2016).

Tal como se evidencia anteriormente el mercado de la espiritualidad no tiene precedente en su crecimiento y manifestaciones, ofrece formas y mezclas nuevas que ayudan a quitarle peso a la existencia del consumidor actual con una participación no tan comprometida, de la que se puede entrar y salir fácilmente o combinarla con otros tipos de actividades, religiosidades o espiritualidades.

Lo mismo ocurre con otras actividades deportivas como el fitness y los gimnasios, áreas en las que México destaca por su alto crecimiento. Carlos Jiménez, director de marketing de Sport Fitness en México espera un crecimiento del mercado fitness en México del 300%, del 2017 al 2020. De acuerdo con datos de IHRSA, basta con observar que México pasó de tener 2,200 gimnasios a 7,826 entre 2010 y 2012 (Rodríguez, 2013). En estos lugares se han ido incorporando e integrando diversas disciplinas como yoga, zumba, pilates, cardio o spinning, entre otras.

ANTE LO PESADO, LA LIGEREZA DEL FENÓMENO GODÍNEZ

En realidad todos somos Godínez, serlo significa reírnos de nosotros mismos, de nuestro mundo uniforme acartonado y de nuestra incapacidad para acceder a un nivel de consumo mayor y exclusivo. El que más se ríe del Godínez es el Godínez mismo. Se ríe de sus tuppers, de ir a comer tacos en la calle, de que espera con ansias la quincena, se ríe de querer comprar cosas para mostrar un estilo de vida que no tiene o al que no tiene acceso.

El humor le da ligereza a lo pesado de ser. El

ciudadano se encuentra profundamente decepcionado de los partidos políticos, de los políticos mismos y del gobierno, de muchas empresas e instituciones, sin embargo, el consumo y las marcas no lo han decepcionado, él no se siente engañado por ellas. Los memes van en este sentido también: aligerar temas álgidos con humor, ya sea una noticia, un escándalo o un ejemplo de discriminación —como la caravana de migrantes o el comentario racista o clasista de una estrella.

Como bien sabemos, la denominación Godínez —que viene de un apellido común— se utiliza para caracterizar a personas que trabajan en oficinas o en el gobierno, trabajadores con no muy buenos sueldos y sin una gran perspectiva de futuro (o cuando alguien está empezando a trabajar y aún no tiene un buen salario).

Hay quienes afirman que el término viene del programa de televisión El chavo del ocho, en el que había un personaje que tenía ese apellido. Por otro lado, hay a quienes les parece una forma despectiva de nombrar a alguien, y motivo de burla, pero para otros es parte del humor mexicano, y del "autoviboreo" (burlarse de uno mismo).

Es un hecho que en México el 'fenómeno Godínez' se ha vuelto un tema de conversación en redes sociales, en los medios de comunicación que ha llegado hasta la pantalla grande, que ha servido para aligerar o ventilar temas que generan tensión, y ya forma parte del humor mexicano.

LOS MECANISMOS DE DEFENSA QUE NOS ALIGERAN

El término "mecanismos de defensa" se emplea para describir las luchas del yo contra ideas y afectos dolorosos e insoportables. Sirven para la protección del yo contra las exigencias instintivas y contra la angustia. Desde la perspectiva psicoanalítica y psicológica todos utilizamos mecanismos de defensa, y el usarlos —que se hace de forma inconsciente— no implica necesariamente que tenemos un trastorno psicológico; ellos forman parte de nuestra psique. Todos hemos escuchado en el discurso coloquial frases como "no te proyectes" o "estás negando la realidad", cuando nos referimos a mecanismos de defensa como la proyección, la negación, la sublimación, la transformación en lo contrario o la regresión.

Sin duda el mecanismo de defensa es un proceso psicológico automático que protege al individuo de la ansiedad y de la conciencia de amenazas o peligros externos o internos. Los mecanismos de defensa mediatizan la reacción del individuo ante los conflictos emocionales y ante las amenazas externas.

Uno de los mecanismos de defensa que utilizamos más en nuestra época es la evasión, a diferencia de la represión, que hace varias décadas era el mecanismo al que se acudía con mayor frecuencia, cuando existían otros estándares sociales y se promovían valores más restrictivos. Evadimos las realidades que nos causan ansiedad, estrés o preocupación a través de escapes de placer, de experiencias diversas y de enfocarnos en el presente, en el instante.

También es un hecho que utilizamos el mecanismo de defensa de "Formación Reactiva". Este mecanismo es el que transforma pensamientos, emociones o impulsos indeseables en su opuesto para aliviar la ansiedad que provocan. Como no quieres admitir esos sentimientos, decides expresar lo contrario de lo que sientes, de forma que tu malestar puede ser expresado como deseo o agrado. Es decir, expresamos justamente lo contrario, por ejemplo: amo ser Godínez, cuando es justamente lo contrario lo que siento.

Otro sistema de defensa que utilizamos actualmente es el "Desplazamiento". Cuando se presenta, descargamos el enojo, impulsos o frustraciones que experimentamos con un individuo, en otra persona u objeto que en principio no tiene nada que ver con ello. Casi no hay día, sobre todo en las redes sociales, en que no veamos miles de personas que desplazan sus frustraciones —en muchos casos con denominaciones despectivas— hacia personajes de la vida pública, instituciones, diversos colectivos, o gente cercana a ellos. Por ejemplo, se le echa la culpa de cualquier situación a AMLO, a Peña Nieto, al gobierno, a la corrupción, al sistema, a las empresas, a Televisa, a los "porros"; se incluyen frases despectivas como "pejezombies", "peñabots", "Chairos", "Fifís" y muchísimos más.

Otro ejemplo general es tratar de esconder ciertos prejuicios hacia una determinada raza, etnia o cultura mostrándote exageradamente a favor de ella. Hoy en día ocurre todo el tiempo —particularmente en redes sociales—, respecto a las diferencias de género, a las mujeres, a la comunidad gay, etc.

VELOCIDAD Y AMNESIA

Si hay una característica que presentamos en nuestros tiempos es la búsqueda de la velocidad, de la rapidez, de obtener todo en el momento. Es por esto que sentimos frustración fácilmente ante cosas inimaginables hace algunos pocos años, como no tener wifi 5 minutos, que se nos acabe la pila de nuestro smartphone, que un avión se retrase media hora. Nuestra noción del tiempo, de qué hacer con él, y cómo sacarle más jugo, ha cambiado.

Thomas Hylland Eriksen de hecho nos habla de que hoy vivimos la "Tiranía del momento" (citado por Bauman, 2007). Queremos felicidad y satisfacción ahora, vivir el presente, el instante, y no perder ni un solo momento que puede ser valioso para vivir una nueva experiencia. Esto nos hace pagar más por la compra de algo conveniente, por algo rápido, compramos productos y aditamentos que nos permitan ver una película más rápido en casa, pagar una caseta de cobro en segundo piso para llegar más rápido a nuestro lugar de trabajo o salir más rápido a carretera, adquirir un teléfono inteligente más rápido para navegar, etc.

Existe una sensación generalizada de que todo viene y va, de que las cosas son efímeras, volátiles y pueden desaparecer en cualquier momento. Ante la incertidumbre, el desempleo, la crisis sufrida hace diez años que no fue seguida por un tiempo de optimismo y crecimiento, y la caída de las instituciones como eje que nos da soporte y seguridad, los consumidores no ven sentido en planear a futuro, ni de creer en un porvenir prometedor. Esto los hace buscar lo rápido e instantáneo.

Sin embargo, así como vivimos algo momentáneamente, nos olvidamos de ello en poco tiempo también.

Esta atención efímera y olvido rápido afectan a lo que nos queda en la memoria de gran cantidad de artistas y música de moda, arte, películas y sus secuelas, ropa de temporada y temas de interés público. Pensemos en dónde quedó el fenómeno de la canción Gangnam style, el reto del bucket head, Miley Cyrus, el Brexit y su controversia o una obra de Bansky, por sólo mencionar algunos ejemplos.

"La vida de consumo es una vida de aprendizaje rápido (y de olvido igualmente rápido)" (Concheiro, 2016).

Así empieza el libro de Luciano Concheiro, muy en línea con De la ligereza de Lipovetsky y otros que hablan de tiempos acelerados y nuestra obsesión actual por obtenerlo todo rápido y al instante. Tal como menciona Luciano Concheiro, la aceleración es el rasgo predominante de nuestra actualidad. Nuestra percepción del tiempo ha cambiado, de hecho Concheiro señala que ahora lo percibimos "como una página web de scroll infinito (es decir, como funcionan Facebook, Instagram y Twitter)".

Movernos tan rápido es como si corriéramos en una rueda pero sin movernos del mismo lugar: vivimos tiempos de "inmovilidad frenética". Nos trasladamos tan rápido que en realidad no nos estamos moviendo, y esta prisa nos trae estrés, dispersión y una necesidad constante de estimulación. El problema de la sobre-estimulación, es que cada vez necesitamos más impulsos más impactantes para generar la misma respuesta; el extremo de esta tendencia nos lleva a ya no atender a cada nuevo estímulo y a estar en un estado de mutismo.

También nos habla de que en realidad ésta obsesión por la aceleración y de sacarle el mayor jugo al instante representa un "No-tiempo" en el que al final sentimos que el tiempo no pasa, no transcurre, como de un tiempo "fuera del tiempo".

5. EL SISTEMA-MERCADO

"La lucha por la existencia, esa fórmula designa un estado de excepción. La regla es más bien la lucha por el poder, la ambición de tener más y mejor, y más aprisa y más a menudo". (Nietzsche, 1985)".

U n precepto de nuestro sistema-mercado es crecer para prosperar, fomentar el crecimiento del mercado interno a través de un consumo mayor, con el fin de que generemos más empleo, aumentar lo más que se pueda el comercio con otros países para que nuestro Producto Interno Bruto crezca, dar certeza a accionistas, acreedores, empresas calificadoras y bolsas del mundo, desregular industrias para que haya más competencia e inversión y, como resultado de lo anterior, sacar de la pobreza a millones de ciudadanos, que haya una mejor distribución de la riqueza, que salga ganando el consumidor al tener mayores opciones de compra, mayor capacidad de compra, bienestar y un mejor futuro. Pero en la realidad de los últimos años, las cosas no se han dado de esta forma, la situación es mucho más compleja y multifactorial.

El mayor consumo, el crecimiento del mercado

interno y un mayor intercambio comercial no han provocado que nuestra situación económica post-crisis del 2008 haya mejorado sustancialmente. Tampoco —como he precisado anteriormente— nos ha hecho más felices, ni ha logrado generar mejores empleos; el dinero de hecho está peor distribuido entre los habitantes y mucho más concentrado en unos pocos. Por otro lado, más opciones de compra por si solas no han brindado mayores beneficios de forma clara en los consumidores: veamos lo que ha ocurrido con los shampoos, las pastas dentífricas, la mayor variedad de ofertas de televisión por cable, ¿qué beneficios reales le han dado al consumidor?

La anterior es una fórmula que ha sido cuestionada en nuestros días por cada vez más analistas, economistas, consumidores, científicos y estudiosos de las ciencias sociales.

Se espera que las desregulaciones, los crecimientos del mercado interno y del intercambio comercial —hablamos de reformas en México— tengan grandes efectos, pero los frutos al final no llegan. Al final nos dicen que podríamos estar aún peor, ése es el consuelo para seguir con el mismo modelo. Nos han vendido las grandes virtudes de un sistema-mercado que muestra grandes desbalances y desperfectos.

> Los mercados no emiten juicios sobre las preferencias que satisfacen, no se preguntan si ciertas maneras de valorar bienes son más nobles o más dignas que otras. Si alguien está dispuesto a pagar por sexo o un riñón, y un adulto consciente en venderlo, la única pregunta que hace el economista es: ¿cuánto? Los mercados no reprueban nada (Sandel, 2013).

Pero los consumidores si lo pueden hacer, y lo están haciendo. Parece una fórmula bastante sencilla, sin embargo, los resultados en nuestros tiempos no son tan claros cuando vemos algunos de sus efectos, como el hecho de que no se han generado los empleos esperados alrededor del mundo —hecho que se ha concentrado más en regiones como Asia—, el impacto ambiental y el impulso cultural de que para tener bienestar y prosperidad hay que consumir.

Sin embargo, siempre se apoya el libre mercado sustentando que el mercado es neutral, cuando sabemos que quienes lo manejan no lo son. Hay intereses como siempre de gobiernos, calificadoras, empresas, personas, comunidades y hasta algunas ONG. Si su neutralidad fuera cierta, hay algo que nosotros como consumidores estaríamos en posibilidad de hacer, y sería consumir distinto para no llegar a una catástrofe ecológica, para que se reduzca el fenómeno consumista y shopaholic, y recurrir cada vez menos al consumo como un paliativo para solventar otros problemas o frustraciones que tenemos.

Tal como menciona Sandel, ¿estamos dispuestos a seguir sin cambios, con este modelo donde lo importante siempre es que haya alguien que compre algo y alguien que lo venda? ¿Sea lo que sea?

SATANIZACIÓN
DE CONSUMISMO
Y UTOPÍAS

Soy publicista: eso es, contamino el universo. Soy el tío que os vende mierda. Que os hace soñar con esas cosas que nunca tendréis. Cielo eternamente azul, tías que nunca son feas, una felicidad perfecta, retocada con el PhotoShop. Imágenes relamidas, músicas pegadizas. Cuando, a fuerza de ahorrar, logréis comprar el coche de vuestros sueños, el que lancé en mi última campaña, yo ya habré conseguido que esté pasado de moda. Os llevo tres temporadas de ventaja, y siempre me las apaño para que os sintáis frustrados. El Glamour es el país al que nunca se consigue llegar. Os drogo con novedad, y la ventaja de lo nuevo es que nunca lo es durante mucho tiempo. Siempre hay una nueva novedad para lograr que la anterior envejezca. Hacer que se os caiga la baba, ése es mi sacerdocio. En mi profesión, nadie desea vuestra felicidad, porque la gente feliz no consume. Vuestro sufrimiento estimula el comercio. En nuestra jerga, lo hemos bautizado 'la depresión poscompra'. Necesitáis urgentemente un producto pero, inmediatamente después de haberlo adquirido, necesitáis otro (Beigbeder, 2005).

Aunque vemos investigaciones e indicadores que sustentan que esta cultura del consumo en muchos casos ha fomentado una obsesión de consumismo sin fin, hay voces críticas que apuntan a seguir utopías que no han podido ser cumplidas de ninguna manera y que hace falta destacar, como la que aparece en la novela del ex publicista Frederic Beigbeder 13.99 euros, cuando decidió abandonar el mundo las agencias de la publicidad y dedicarse a escribir libros de narrativa.

Más allá del valor literario y estético de la obra — que es discutible—, muestra un gran rencor hacia el mundo en el que trabajó tanto tiempo, lleno de drogas, fiestas y excesos, el mundo publicitario del que él formó parte. Ésta es una de tantas experiencias diferentes en dicho mundo, y aunque en el libro se cuentan temas que son un reflejo de lo que en ocasiones ha acontecido en la industria publicitaria y del marketing, pone al consumidor como un autómata totalmente manipulable que nunca decide por sí mismo, al que se le crean todo tipo de necesidades muy fácilmente sin que se de cuenta.

En este punto no coincido en lo más mínimo, puesto que no somos robots fácilmente dirigidos y sí tenemos responsabilidad sobre lo que consumimos. Como menciona Andrés López, como consumidores somos agentes activos en el consumo —y cada vez lo somos más —, no meros agentes pasivos manipulados por empresas, publicistas y gobiernos. Sin embargo, no podemos dejar pasar por alto opiniones —nunca desinteresadas— que afirman que todo se trata de una manipulación de empresas y publicistas para inventar necesidades que los consumidores no tienen. Este nivel de impacto o no en la conducta del consumidor forma parte del sistema-mercado.

"Vivir en una cultura del consumo significa que los individuos son expuestos a presiones para conformar las creencias y los valores de esta cultura" (Kasser y Kanner,

Javier Otaduy

2003).

En la cultura del consumo existe una presión por consumir, que en muchos casos no es expresa o explícita y que vivimos en automático. Este tipo de fuerzas viene de diferentes lugares: de las marcas, las empresas, los amigos, la familia, los compañeros de clase o de trabajo, de la pareja y de la publicidad —que es sólo una más de ellas. Cuando hablo de una cultura de consumo y de un sistema-mercado, me refiero a algo mucho más grande que una simple moda o tendencia, idea que refiere a empresas con afán de ganar más dinero, o a publicistas que quieren ganar cuentas y premios.

Estamos hablando de una maquinaria, de un engranaje que atañe a todos, incluso a nosotros, consumidores, que siempre nos concebimos como fuera de la influencia del mercado. Si no, ¿quién hace que una botellita de agua de 190 ml cueste 2 dólares en un restaurante, o que el boleto para entrar a un concierto cueste más de 200 dólares, o que una estética común cobre 20 dólares por un corte de pelo? En gran medida somos nosotros, los consumidores, que pagamos esos precios. Somos el mercado, que lo construimos porque demandamos espectáculos y entretenimiento y estamos dispuestos a pagar lo que sea por ellos.

Una vez me tocó estar en otro país donde habían puesto un precio para los boletos del concierto de un grupo de rock progresivo llamado Yes; pasaba el tiempo y los boletos no se vendían porque la gente consideraba que estaban caros, y lo que al final ocurrió es que esta presión de los consumidores por no comprar hizo que el precio de los boletos bajara. Estamos poco conscientes del poder que tenemos como consumidores, y de que podríamos usarlo para cambiar este sistema-mercado.

La cultura del consumo es como una "constelación de presunciones, creencias, metas y conductas con una orientación de valores materialistas" (Kasser y Kanner) . Esto involucra la creencia de que es muy relevante perseguir el éxito financiero, tener bonitas posesiones, lograr la imagen correcta (producida, a través de bienes de consumo), y lograr un alto estatus (definido por el tamaño de nuestro bolsillo y el alcance de nuestras posesiones).

Estos autores plantean que los valores materialistas se desarrollan a través de dos caminos:

1) De experiencias que inducen sentimientos de inseguridad, y,
2) De exponerse a modelos sociales que promueven los valores materialistas.

El sistema-mercado nos hace pensar que nuestras aspiraciones más elevadas van por poseer, comprar y consumir. Por tener más comodidades, una casa más grande, un coche más lujoso y una vacaciones en un lugar exclusivo.

Como consumidores, vemos el hecho de darnos un lujo al gastar en algo especial, VIP, premium, selecto, exclusivo, artesanal, y de la más alta calidad como algo sumamente positivo. Esto nos lleva a una filosofía consumista, a la creencia de que por tener más proyectamos más éxito o somos más felices, o logramos hacer más felices a otros. ¿Cómo festejo? Comprándome algo especial o yendo a comer a un lugar especial. ¿Cómo me quito la depresión o la tristeza? Consumiendo algo rico o un lujo que me haga olvidar. ¿Cómo comparto con alguien que quiero? Comprándole algo. ¿Cómo me quito el miedo de algo? Adquiriendo algo, un servicio o producto que me haga sentir más seguro. ¿Cómo tengo más poder o llego a ser más exitoso? Comprando algo: un yate, un coche, un reloj, vacaciones, un vuelo, una casa o joyas. Y así podríamos estar todo el día.

Y es que "el consumismo no solo afecta a nuestra conducta (gastamos más tiempo en actividades consumistas) sino también nuestro pensamiento (nuestras aspiraciones, actitudes y visiones del mundo)" (Richard Docwra, Life2, 2009).

El consumismo no refiere exclusivamente a la actividad de comprar, o a la conducta de consumir, sino que lo pensamos y lo sentimos a flor de piel todo el tiempo. Dedicamos meses a pensar qué coche comprar, o una noche de sueño a decidir entre una bolsa u otra, o entre un viaje y otro.

"Las galerías de arte pueden parecer un concept store y algunas obras apenas se distinguen ya del gadget, de la animación, de Disneylandia" (Lipovetsky, Gilles, 2016).

También el sistema-mercado ha llegado al arte. Vivimos tiempos donde una obra de arte es como un gadget y un gadget una obra de arte indistintamente. Y cuando vemos obras de Damian Hirst que valen varios millones de dólares, o el arte crítico urbano de Banksy o el arte pop que aún continúa boyante a más de 50 años de su surgimiento, nos preguntamos, ¿cuál es el valor de una obra de arte? ¿Qué es el arte? ¿Por qué se vende una obra de Bansky en una prestigiada casa de subastas y en el momento se autodestruye? ¿Qué nos dice todo esto?

"La utopía ha sido sustituida por el fetichismo de la personalización constructora, el culto a los objetos singulares, la seducción de las formas fluidas, curvas libres, en sintonía con la cultura hedonista del consumismo triunfante" (Lipovetsky, Gilles, 2016).

No importa si alguien pagó más para no hacer cola para un trámite o para la entrada a un parque temático o un avión, a expensas de otros que no pudieron asistir; no importa cobrar $50 pesos por un tapabocas que normalmente cuesta $3 pesos por el fenómeno de la gripe AH1N1 en México. Se vive en el libre mercado, que en realidad no es libre cuando se vuelve a los aranceles, al proteccionismo de lo local, cuando se permiten o esconden monopolios, oligopolios o condiciones más favorables para ciertas empresas. Queda demostrado que con nuestro modelo económico, el poder y el dinero se concentran en muy pocas manos, y la brecha entre el nivel adquisitivo de ricos y pobres cada vez es más grande. Se justifica todo negocio con el argumento de que hay que dejar que el mercado dicte, pero después estamos llenos de casos donde el dinero fue el que dictó, más no el mercado.

Michael Sandel en su libro Justicia (Sandel, 2011), nos habla sobre el caso del huracán Charley en Florida en 2004. Sustrae el dilema de si es justo que se haya cobrado tal cantidad de sobreprecios en agua embotellada, noches de hotel, herramientas y otros artículos sólo porque es la ley de la oferta y la demanda.

Pero éste no es un hecho aislado; en el año 2009, cuando en México se dio la epidemia de influenza A/ H1N1, se dio una sobredemanda de muchos productos. Entre ellos, estaban los tapabocas, de los cuales se usaron alrededor de 72 millones, cantidad que representa un aumento de 12 veces el consumo usual de tapabocas, por lo que sus precios se incrementaron exponencialmente (Expansión, 2013).

En 2018, por la escasez de agua en la Ciudad

de México se elevaron los precios de agua embotellada y recipientes para almacenar agua, entre otros, y alcanzaron precios que en las zonas más afectadas no podían pagarse. ¿Debemos dejar que se desembolsen salarios de poco más de $6 dólares americanos al mes en Bangladesh por la fabricación de ropa para marcas de moda rápida? Puesto que las grandes marcas de moda rápida no son las que contratan directamente esa mano de obra, ¿está justificado que contraten maquiladoras locales que operan así?

Entonces, ¿debemos dejar que el mercado sea el que dicte siempre, con su supuesta neutralidad, aunque ella cause los estragos que estamos viviendo en temas medioambientales y de derechos de los trabajadores? ¿Estamos listos para buscar otro sistema?

Tal como menciona la socióloga Dinorah Miller (Miller Dinorah, 2018) existen productos que son dignos y merecedores de ser consumidos como ir a parque, ir a museos, a exposiciones donde cabe la posibilidad de que exista convivencia social de todos los niveles socioeconómicos. Sin embargo, muchas personas con poder de consumo no se acercan a estas opciones, porque como menciona Dinorah, mucha gente en México que tiene tal poder no se quiere echar para atrás, no quieren renunciar a esas comodidades que piensan que han logrado gracias a su esfuerzo individual. Hacen a un lado una gran realidad social en México: el consumo segregado de quienes tienen y pueden y quienes no, una sociedad con desigualdad histórica que sigue creciendo, una sociedad estratificada cuyo nivel más bajo está casi fuera del mundo del consumo, una clase media y media alta pudiente o empoderada y ricos, estratos entre los cuales la distancia y las diferencias son cada vez mayores.

Ante esta estratificación y la tendencia a fines de los 90 de enfocarse al segmento del nivel bajo/alto con un mínimo poder de consumo, abrir posibilidades para la "base de la pirámide", es decir, para los niveles de la base de la pirámide poblacional, en términos socioeconómicos, han habido esfuerzos reales de compañías que ofrecen precios más bajos a este segmento, como las bodegas de autoservicios o las farmacias de medicamentos genéricos que volvieron accesibles algunas medicinas y la atención médica, pero también empresas que en realidad ofrecen servicios y préstamos más caros que los que se ofertan a las clases pudientes, con el único fin de ganar más dinero, como las casas de empeño, las cajas de ahorro y de vivienda, entre otras.

Esta hipersegmentación de oferta crea un ambiente de dos mundos que no se cruzan: el lujo, lo premium, lo VIP y lo exclusivo vs. lo popular, lo que no tiene adornos ni decoración; los parques bonitos en zonas de nivel medio alto y la recreación pagada como KidZania, Piccolo Mondo o Gymboree, contra los parques públicos; el transporte público vs. personas con pretensiones que tienen una camioneta enorme —y también una casa lujosa, un reloj muy caro, una bolsa de una marca francesa, pero aún no han pagado ninguna de esas cosas, el objetivo es mostrar lo que se tiene.

La reproducción de conductas —que no se ve en otros países, independientemente del nivel socioeconómico —, como las nanas que cuidan a los niños y pasean a las mascotas de la casa, tener enfermera, la contratación de choferes o de cuidadores que lleven a pasear a nuestros perros, va generando un clasismo muy evidente. Éste es aprovechado por las marcas que entienden las necesidades de estatus, poder, exclusividad, diferenciación de otros y pertenencia que en el fondo, como señalan psicólogos, sociólogos, antropólogos y científicos de lo social, son reflejo —además del justificable placer y disfrute que implican— del rechazo a ser uno más, de inseguridades, de dependencia de objetos y acceso a lo exclusivo, y en algunos casos, sentimientos de inferioridad que se necesitan compensar.

Más allá de encontrar un mercado interesante dónde lanzar un nuevo producto o servicio, ¿cuándo se consideran estas realidades que han generado crispación social, resentimiento colectivo, una brecha cada vez más grande entre ricos y pobres, menos convivencia social entre todos los niveles, y en muchos casos que se lucre con la necesidad de los menos favorecidos, sacándole todo el provecho que se puede al mundo de lo aspiracional?

EL MARKETING NO HA FABRICADO NI UNA SOLA NUEVA NECESIDAD

Una de las críticas de movimientos anti-marketing y anti-publicidad, indignados por el grado de consumismo que se vive en nuestros días, se fundamenta en que las empresas y las marcas inventan nuevas necesidades que los consumidores no tenían antes.

Una marca es capaz de hacer que, por estatus, un consumidor pague $50 pesos por una pequeña botella de agua premium, o que pague $500 mil pesos por una camioneta nueva con dinero que no tiene o, ¿por qué no? que gaste un boleto de avión para escuchar al Dalai Lama y consumir su nuevo libro, un chai latte con shot de espresso, leche de soya y crema batida por más de $60 pesos en Starbucks, ó $3,000 pesos en su nuevo vestuario para ir a una clase de yoga. Todos son grandes gastos, o gastos percibidos como excesivos en la mayoría de la población, y algunos de estos grupos afirman que las empresas hacen que la gente necesite estos productos.

Lo que queda muy claro cuando revisamos las necesidades que tenemos y el sistema de valores que rige nuestras vidas, es que en nuestros días no hay nuevas necesidades que no se hayan analizado ni explicado antes; lo que sí existe es una nueva jerarquización de las mismas, así como de los valores. Afirmar que las marcas inventan nuevas necesidades en las personas implicaría la articulación de nuevas necesidades desde que comenzó el boom de la producción, industrialización y consumo a partir del final de la Segunda Guerra Mundial. Cuando pregunto o leo a lo que se refieren con nuevas necesidades, no escucho nada que no haya sido analizado antes.

En realidad, las necesidades son siempre las mismas que han estudiado desde hace varias décadas psicólogos, antropólogos, sociólogos, filósofos, biólogos y otros científicos. Cualquier "nueva necesidad" nos remite a necesidades básicas como pertenencia, auto-realización, socialización, conocimiento, independencia, descubrimiento, trascendencia, indulgencia y placer, seguridad, etc.

Lo que han hecho las marcas es apelar a dichas necesidades de formas diferentes, con nuevas propuestas de valor de marcas, de productos o de servicios.

Starbucks no creó la necesidad de deleitarnos con un Caramel Macchiato con leche de soya y un shot extra de café, de hecho, este producto, en poco tiempo, puede ser fácilmente sustituido por otro y aun así, seguiríamos refiriéndonos a las mismas necesidades. En este caso podríamos hablar de una combinación de necesidades: de premiarse, de indulgencia, de socialización y de diferenciarse de los demás, necesidades que están en nosotros desde siempre.

En su obra Human Universals (Brown, 1991), el antropólogo Donald Brown juntó los rasgos característicos que se encuentran presentes en todas las culturas del mundo. Entre los que nombra Brown están el prestigio, el estatus social, el poder, la riqueza, la propiedad, la herencia, la reciprocidad, el castigo, la moderación sexual, una preferencia masculina por las mujeres jóvenes como compañeras sexuales, la división del trabajo en función del género y algunos aspectos relacionados con la violencia. El autor habla de cómo los seres humanos nos dedicamos a actividades que trascienden la supervivencia y la reproducción, que pudieran parecer inútiles pero que son universales: En todas las culturas, los seres humanos cuentan historias y recitan poesía; bromean, leen y se toman unos a otros el pelo; cantan y bailan, decoran todo tipo de superficies y llevan a cabo rituales.

> En todas las culturas se preguntan acerca de las causas de la fortuna y la desgracia, y albergan creencias acerca de lo sobrenatural que contradicen todo cuanto saben del mundo. Fraguan e inventan teorías del universo, así como del lugar que ocupan en él (Brown, 1991).

A veces se le atribuyen efectos y consecuencias al marketing que no se cumplen de ninguna manera y que resultan exageradas cuando vemos que, en el contexto actual de saturación de mensajes publicitarios —aunado a que los consumidores están más informados y cuentan con menos tiempo—, en realidad la gran mayoría de los estímulos a los que están expuestos los consumidores, les pasan desapercibidos. La efectividad general de la publicidad es muy baja, y si se compara con otros medios por los que la gente se persuade de comprar algo, se ve cuán débil es la publicidad en la actualidad.

No existe campaña publicitaria de ningún automóvil en el mundo que logre persuadir mejor a un consumidor de comprarlo, que el efecto del comentario de un vecino o el esposo de la hermana de nuestra esposa que acaba de estrenarlo. Las relaciones, lo cercano, las redes sociales, las recomendaciones y la experiencia personal son inmensamente más persuasivas que cualquier campaña. Además, hoy día el consumidor se informa en internet antes de ir a ver un auto en la concesionaria, si es que va antes de comprarlo.

Se le adjudican efectos a la publicidad, a las innovaciones y a las marcas que, si fueran ciertos, nos desbordarían mucho más y no tendrían a las grandes marcas y corporaciones en los problemas en que se encuentran hoy: miles de productos que desaparecen cada día como resultado de las tendencias de los consumidores, de su mayor empoderamiento e información.

Si fuera verdad que existen campañas publicitarias que oprimen nuestro botón de compra de forma subliminal e inconsciente, los gobiernos estarían utilizando tan exitosas estrategias para disminuir rápidamente el tabaquismo, la obesidad, el manejo irresponsable, la drogadicción, la ansiedad y la conducta civil irresponsable. La publicidad tiene un efecto cada vez más pobre, por lo que las marcas intentan nuevas tecnologías, contenidos, plataformas e ideas para tratar de persuadir al consumidor —con resultados nulos en su gran mayoría.

Por cada campaña publicitaria exitosa hay más de mil malas, más del 90% de las innovaciones mueren al poco tiempo, las más grandes corporaciones tienen enormes problemas para seguir creciendo, y las que lo logran, continúan creciendo por adquisiciones de otras empresas o por alianzas con otras marcas.

El efecto de todas las campañas publicitarias públicas que tratan de combatir el alcoholismo, drogadicción u obesidad es casi nulo, y los cambios en la conducta de los ciudadanos suelen darse por otros motivos (nuevas leyes o regulaciones, tendencias del consumidor, presión social, etc). El tabaquismo en el mundo no bajó por las campañas sobre los efectos negativos de fumar, sino simplemente porque los jóvenes fueron perdiendo interés en hacerlo y dejó de ser una moda, además de las restricciones que gobiernos e instituciones pusieron en muchos países del globo.

VALORES Y NECESIDADES

Anteriormente hablamos de las necesidades de los consumidores, y sabemos que éstas se encuentran relacionadas con otros conceptos como los valores. En 1994 Schwartz escribió uno de los artículos más trascendentales acerca de los valores y su universalización, después de realizar una investigación en más de 40 países (Schwartz, 1994).

Schwartz define a los valores como "metas que: (1) sirven a los intereses de una entidad social, (2) pueden motivar a la acción —dándole dirección e intensidad emocional—, (3) funcionan como estándares para juzgar y justificar la acción, y (4) son adquiridos a través de la socialización de valores de grupo dominantes y a través de experiencias únicas de aprendizaje de los individuos".

Para adaptarse a la realidad, los individuos transforman las necesidades de los humanos a nivel cognitivo en una serie de valores que pueden comunicar. Los valores responden a 3 necesidades universales: necesidades de los individuos como organismos biológicos, requisitos de interacción social coordinada y requisitos para un funcionamiento tranquilo y armónico por la supervivencia del grupo. Estas tres necesidades se traducen en una serie de valores, y tanto las necesidades como los valores continúan siendo los mismos a lo largo del tiempo y a través de las culturas.

Hoy en día han cambiado los objetos, más no las necesidades ni los valores detrás del consumo, así como tampoco las respuestas perniciosas que varios asumen que crea el consumismo, como los caprichos, obsesiones, compulsiones, envidias o consumo zombie: en el México de los 70 una familia de ocho miembros poseía siete televisores en casa y podía mostrar obsesión por ver sus programas de TV favoritos —que representaban muchas horas al día—; hoy dicho apego se da hacia los smartphones, videojuegos, WhatsApp, Facebook, el nuevo iPhone o el nuevo restaurante peruano de la colonia.

Cuando ingresé al mundo laboral, uno de los primeros proyectos en que colaboré se relacionaba con uno de los temas más preocupantes del momento: el impacto de la televisión en los niños y la posible violencia asociada a ella. Después de 2 años de investigaciones, encuestas, diversos análisis estadísticos, análisis de marcos teóricos y una muy extensa revisión bibliográfica, la conclusión fue que no se podía comprobar que la televisión generara más violencia, pero sí se podían comprobar otros efectos de forma clara. Al día de hoy, la preocupación es más sobre los efectos de alienación de la tecnología y, por parte de algunos grupos, la manipulación y creación de nuevas necesidades por parte de las marcas con negras intenciones.

Si revisamos los tipos motivacionales de los que nos hablaba Schwartz y otros autores e investigadores, ¿qué nueva necesidad han creado Amazon, Uber, Netflix, Coca-Cola, Walmart, Tesla, McDonalds o cualquier otra marca, que no pueda ser considerado dentro de esas categorías?

Dichos tipos motivacionales son:

1. Poder (status, control, dominio)
2. Logro (éxito, competencia, capacidad, logro, ambición)
3. Hedonismo (placer, gratificación sensorial, disfrutar la vida)
4. Estimulación (emoción, novedad, reto, variedad en la vida, osadía)
5. Autonomía (independencia de pensamiento y acción, escoger, crear, explorar, libertad)
6. Universalidad (entendimiento, apreciación, tolerancia, amplitud de miras, igualdad, protección, bienestar)
7. Benevolencia (ayuda, honestidad, perdón, preservar y mejorar el bienestar de la gente)
8. Tradición (respeto, compromiso, humildad, piedad)
9. Conformidad (restringir las acciones, contener impulsos para no afectar a otros, diplomacia,

obediencia, honrar a padres y mayores)
10. Seguridad (seguridad, armonía, estabilidad, orden social, higiene, etc.)

Schwartz llama valores espirituales al significado y propósito en la vida (vida espiritual, armonía interna, etc.), y podría ser considerado el valor número 11, pues aparece desde que el hombre es hombre.

Si bien hay otros autores que hablan de 15 necesidades, o de 4 o 5 dimensiones, en realidad no hay nuevas necesidades ni sistema de valores que haya inventado ninguna marca. Por otro lado, tampoco es nuevo pensar que estos valores pueden interactuar bajo la forma de un sistema de valores integrado, y que cada tipo de valores puede tener efectos psicológicos, sociales y prácticos y que podrían entrar en conflicto entre sí.

Además, hay tensiones y nuevos conflictos entre los valores que presentan diversos grupos poblacionales o colectivos. Por ejemplo, una persona que desea comprar un nuevo cuaderno de notas tipo Moleskine por valores asociados al hedonismo (por el placer que le causa el tipo de hojas, el diseño, etc.), podría entrar en conflicto al encontrar otro cuaderno hecho de hojas recicladas, que ayuda a la sustentabilidad del medio ambiente y que apela más al valor de la benevolencia.

Autores como Bauman y Lipovetsky nos hablan de que vivimos en una era de hiperconsumo, capitalismo del consumo, liquidez o ligereza; uno de los valores que han cobrado mayor importancia en ella —y que ya hemos señalado antes— es el valor del hedonismo, del placer, de la gratificación instantánea. No se trata de una nueva necesidad, sino de una forma diferente de vivir nuestras necesidades.

NO TODO ES OFERTA
Y DEMANDA

No todo es justificable con la ley de oferta y la demanda. Cuando a algunos empresarios se les cuestiona por qué los altos precios de un producto, éstos afirman rápidamente que hay demanda o que sus costos para fabricar el producto o servicio son muy altos, o que su producto es superior o diferente a los de la competencia.

Por otro lado, nunca un restaurantero te dirá que sus meseros viven de las propinas porque él les brinda salarios tan bajos que dan risa; pocas veces un consumidor aceptará que se merecía comprar un nuevo producto porque hizo un buen trabajo, pero al final no lo adquirió porque ello podría contribuir a que le cobraran caro dicho producto. En el segundo caso lo más probable es que adquiriera el producto caro porque sentía que lo merecía, y es verdad, tenemos libertad de elegir, pero hay indicadores que nos muestran que no todo va tan bien, y no estamos tomando buenas decisiones como consumidores "libres". Estamos en el despilfarro, el exceso, la gratificación instantánea y obsesiva, y esto está teniendo grandes consecuencias como ya hemos ido explicando.

Esto nos hace suponer que para que todo siga fluyendo, cada vez necesitamos más válvulas de escape para nuestro funcionamiento normal en la vida cotidiana. Como dicen algunos autores, necesitamos hacer más para obtener lo mismo y seguir donde estamos.

Dada esta preocupante situación, parece obvio que no podemos continuar con estos siempre incrementales niveles de consumo sin mayores consecuencias. No podemos seguir con nuestros hábitos de compra y consumo porque no nos beneficiarán a nosotros ni a nuestras futuras generaciones.

Ante ello, hay quienes plantean de hecho una reducción en los niveles de consumo, una nueva filosofía de vida, renunciando a ciertos consumos tóxicos, insalubres y hasta patológicos que tenemos.

En realidad debemos pensar en otros indicadores de crecimiento que nos lleven a un mayor bienestar generalizado, y a una mejor distribución de la riqueza. Nos referimos al empleo bien pagado, al comercio justo, a los niveles de felicidad, a la seguridad, a la educación —en cuanto a grados escolares y en cuanto a cultura cívica —, al desarrollo de energías no contaminantes, a la cantidad de personas que salen de la pobreza, al porcentaje de la población que alcanzó a llegar a la "línea de bienestar", al descenso de la cantidad de basura tiramos, al número de casos de muerte por drogadicción, al nivel de descenso de la depresión y los trastornos de angustia en el mundo, al nivel de reducción del trabajo esclavo, sólo por mencionar algunos.

Hay que recordar que no somos simples consumidores que quieren maximizar su porción de bienes, también somos seres humanos que necesitan amor, relaciones, cooperación, contacto con la naturaleza y, por encima de todo, la habilidad de escoger la vida que quieren.

Tenemos que encontrar nuevas formas de medir nuestro éxito, nuestro bienestar y nuestra satisfacción considerando las enormes consecuencias que tiene nuestro consumo.

PRODUCCIÓN EXCESIVA PODRÍA

LLEGAR A SER DESTRUCCIÓN

Frecuentemente asociamos el nivel de producción de un negocio con su nivel de éxito, sin embargo, el exceso de producción puede llevar a efectos negativos también, tales como la sobre explotación de recursos, la contaminación y otros desastres naturales.

Hubo momentos en la historia, sobre todo durante el siglo XX, en los que gran parte de la prosperidad reinante fue obtenida de la reconstrucción posterior a la Segunda Guerra Mundial, de la emergencia de clases medias con mayor poder de compra, de una alta producción de gran variedad de productos y una demanda que crecía a pasos agigantados. Pero esa época ya terminó y las cosas han cambiado enormemente; sirva como ejemplo el tamaño de la población: ahora somos más de 7 mil millones de habitantes en el mundo, cuando en 1950 éramos 2.5 mil millones aproximadamente; en México ahora somos más de 125 millones de personas y en 1950 éramos 25.8 millones. Somos muchos más, con mayor educación, más urbanos, vivimos más años, nos casamos más tarde, tenemos menos hijos y consumimos mucho, mucho más, tiramos mucha más basura que antes, y poseemos muchas más cosas.

En nuestros tiempos, elevar la producción de algún artículo trae consigo efectos adicionales y paliativos, tal como menciona Byung-Chul Han.

"A partir de determinado momento, la producción ya no es productiva, sino destructiva; la información ya no es informativa, sino deformadora; la comunicación ya no es comunicativa, sino meramente acumulativa" (Byung-Chul Han, 2017).

El extremo de algo puede traer el sinsentido, el efecto contrario. La verdad es que el exceso de información y lo que yo llamo "infobesidad", no nos ha permitido estar mejor informados ni nos ha ayudado a saber qué hacer con dicha información, seleccionarla, analizarla ni tomar mejores decisiones. Además dedicamos menor atención y nos concentramos menos en los temas sobre los que nos informamos.

El exceso de información, el producir por producir todo lo que se pueda sin importar el daño al medio ambiente, a nuestro futuro o a nuestra autoestima; nuestra dependencia de los objetos para ser alguien o para generar envidia a otros o mostrarnos superiores —aunque no lo aceptemos de forma expresa—; la acumulación de objetos que tiramos muy rápido o no usamos, nos está llevando a una situación que en el futuro puede ser autodestructiva. Debemos evitar que la obsesión con la producción nos lleve a la destrucción. Claro está que también tenemos que repensar la forma en que estamos consumiendo, la magnitud del problema, y el papel que le estamos dando a la compra y el consumo en nuestras vidas.

LAS MARCAS QUE CONSUMEN MARKETING DE LA VIEJA ESCUELA

Las marcas se encuentran en un periodo de transición, en el que van aprendiendo a manejarse en la era digital, en las redes sociales y a capitalizar los avances tecnológicos, pero la mayor parte sigue con las viejas prácticas. Ganar impacto, conciencia de marca, construir imagen y ver al consumidor final como una transacción, son elementos que forman parte del marketing que aún prevalece y que pertenece al pasado. Y tal como en 2008 durante la recesión mundial se dio a conocer que JP Morgan y muchas otras corporaciones financieras siguieron prácticas no éticas con el fin de ganar más dinero, en nuestros días las marcas mantienen un hambre insaciable de rentabilidad, de vender más, de crecer hasta el infinito y lo más que se pueda, por lo que llenan a los consumidores de nuevos productos, extensiones de línea, nuevas marcas, mejoras insignificantes vendidas como grandes avances, etc.

Tal parece que el marketing se creyó el marketing, y se convence a sí mismo de sus grandes virtudes, mucho más que a los consumidores, que se vuelven escépticos y cada vez rechazan más que los atosiguen con marcas y publicidad que los interrumpe todo el día, tanto en internet como en los espacios públicos. Los mercadólogos y publicistas sobre-enfatizan los beneficios que dan los productos y se la creen: que un shampoo con aloe vera genere paz y equilibrio en la gente, o que un iPhone te permitirá estar más conectado que nunca, o que una bebida energética te da alas para hacer lo que te gustaría hacer. Pero el consumidor de hoy —más informado, más crítico, que se apantalla menos por empresas, marcas e instituciones— no cree en sobre-promesas, no se le puede engañar. A veces parece que, mayormente, hacemos marketing para mercadólogos, publicidad para publicistas y para ganar premios que los mismos publicistas dan, y nos la creemos, pero el consumidor está en otra. Prácticamente no recuerda ninguna campaña publicitaria espontáneamente sin que le demos pequeñas ayudas, no puede recitar casi ningún eslogan, recuerda más campañas memorables de hace 10 años que la que se lanzó la semana pasada; se da cuenta de mucho, mucho menos de lo que creemos. Su atención está en otra parte si no eres iPhone, Netflix, Amazon, Google o Bimbo.

EL DINERO COMO BENCHMARK
DE TODAS LAS COSAS

"Lo que el concepto del valor en realidad establece es: el dinero por sí mismo no es lo más importante en la vida, pero sí que es la perfecta vara de medir todo cuanto consideramos importante" (Davies, 2016).

Como hemos mencionado antes, el dinero parece ser la vara con la que medimos todo en este mundo-mercado. Evaluamos el éxito de las personas con respecto a cuánto gana o cuántas y cuáles posesiones tiene, o si conserva un gusto refinado a través de sus pertenencias, o de a qué escuela o universidad manda a sus hijos, o cuánto costó el regalo que le dio a su esposa por su aniversario, o qué smartphone es el que tiene, o qué carro o bicicleta o monopatín usa, cuántos libros vendió un escritor, cuántas copias vendió un músico, o cuánto donó a una buena causa. El parámetro para conceptualizar si alguien es exitoso, sensible, fracasado, cool, anticuado, moderno, o qué tanto sabe disfrutar de la vida es, al final, el dinero y el uso que se le da.

> El dinero trata de situarse en el centro de todo y de convertirse en la medida de todas las cosas, pero en último término, por causa de su carácter bipolar, siempre termina por fracasar en el empeño. Y es tan solo por esa razón – por la azarosa vacuidad del dinero– por la que los economistas han vuelto a interesarse en la felicidad (Davies, 2016).

Davies y varios analistas ven un cambio generalizado

en el que los economistas muestran mayor interés en indicadores de éxito distintos del dinero y otros aspectos económicos. Existen muchas voces hoy en día que enfatizan la necesidad de medir el bienestar con otras métricas, y cuyo objetivo es lograr que millones de personas estén por encima de la denominada "línea de bienestar", de acuerdo a sus niveles de educación, socialización sin alienación, vivienda y trabajo digno, entre otros indicadores. Por otro lado, Heriberto López Romo en un artículo publicado por la AMAI (López, 2011) menciona cómo en el futuro, para segmentar a la población, se deberán tomar en cuenta otras variables que trascienden el ingreso y los niveles socioeconómicos, tales como ocio y tiempo libre, el balance en la vida, información y conocimiento, conectividad y acceso a redes sociales e idiomas, y salud y esperanza de vida.

Lo cierto es que cada vez más los gobernantes, los economistas o los grandes empresarios empiezan a interesarse por la neuropsicología de las recompensas, los incentivos o la dopamina, sus propósitos en realidad son muy otros: asegurarse de que el dinero sigue conservando su privilegiada posición como medida de todos los valores (Davies, 2016).

Nuevamente Davies nos hace notar la relevancia dada por el libre mercado, el negocio, la generación del dinero, o en el caso de la publicidad, la relevancia de estar a la moda, de no quedar en el olvido, no dejar de destacar.

En general, el sistema–mercado y la cultura del consumo siguen funcionando igual que siempre. Poco se habla de la necesidad de un cambio de modelo, y menos aún se comenta en empresas e instituciones. En el mundo hay incluso políticos de izquierda cuyo lenguaje incluye términos como "crecer económicamente", "generar empleos" o "fortalecer el consumo interno", entre otros; lo que habría sido inconcebible hace algunas décadas. Todo se refiere al final a un objetivo y medida monetaria de analizar y visualizar nuestra realidad actual.

En el interesante documental llamado Inside Job (Ferguson, 2010), se plantea que el sistema financiero estadounidense ha sido estable y seguro durante mucho tiempo, sin embargo, se olvidó de la sociedad, fue corrupto con el sistema político y trajo la crisis del 2008 como resultado.

Lo paradójico es que quienes trajeron la crisis están todavía en el poder y siguen comunicando que los consumidores necesitamos de ellos para sobrevivir y prosperar, que ésta será la última crisis, que se esforzarán con grandes sumas de dinero para hacer reformas.

Sin embargo, el documental llama a tomar cartas en el asunto y hacer algo, pues señala que aún ahora, años después de la crisis del 2008, el sistema mantiene la especulación y el endeudamiento, lo que acentúa la desigualdad entre ricos y pobres —la diferencia social—, y deja al descubierto dos posibilidades para la clase media: 1) endeudarse más, o 2) trabajar más horas. Ambas opciones nos llevan al mismo lugar donde estamos, con las consecuencias negativas a futuro en nuestra calidad de vida, que ya hemos analizado antes.

El consumo está considerado como un componente intocable de la sociedad moderna. Es un hecho que aunque millones de consumidores estaban endeudados en 2008, el que lo pagó de forma directa al final fueron ellos mismos. No se ha hecho algo significativo para desconcentrar grupos empresariales y financieros, dado que las empresas calificadoras estuvieron coludidas con empresas financieras a las que les dieron buenas notas y evaluaciones, a pesar de que un colapso mayor se aproximaba; sus intereses prevalecieron hasta al final, hasta que se dio la crisis, de acuerdo al documental.

Lo que no se dice en el reportaje, es que el consumidor tampoco es falto de responsabilidad, que sus niveles de endeudamiento fueron muy altos, que quienes tuvieron una primera hipoteca iban por una segunda, una tercera o más. Tampoco se señala que existe un mecanismo psicológico que se activa cuando el consumidor adquiere hipotecas o productos a través de meses sin intereses: cuando recibe la casa, el coche o un novedoso iPhone se le olvida que aún lo tiene que pagar y aún no es suyo. Es el efecto que yo llamo "si lo tengo ya es mío", el fenómeno de la "posesión anticipada".

Sin embargo, las empresas financieras no han hecho la parte que les toca para promover avances en la emergente clase media, para que crezca el poder adquisitivo de quienes menos tienen y que la brecha entre ricos y pobres sea menor, es decir, que haya una mejor distribución de la riqueza. En cuanto a los medios, ya lo hemos dicho: ni siquiera cuestionan la evidente espiral de consumo.

6. MÁS LIBRES
(DE CONSUMIR)
QUE NUNCA

LIBERTAD NO ES SINÓNIMO DE TENER MÁS ALTERNATIVAS DE CONSUMO

A veces pensamos que tener más opciones significa tener mejores alternativas, pero yo preguntaría: ¿tener más bancos nos hizo recibir mejor servicio de ellos? ¿Contratar más cadenas y canales de televisión nos hizo conseguir mejor y más variada oferta televisiva? ¿Gozar de más opciones de empresas de taxis en el aeropuerto te hizo más libre? ¿Y beneficiarse de más empresas de telefonía celular? ¿Más marcas de autos? ¿Más formas de beber un café? ¿En realidad tener más alternativas para consumir nos hace seres más libres?

Una persona se levanta en la mañana, va a trabajar con la ropa de siempre, se toma un café en una cafetería, trabaja todo el día, lleva comida en un tupperware, regresa a su casa en la noche y selecciona entre los canales de tele abierta que hay en la televisión. ¿Dicha persona es menos libre que alguien que se levanta con el tono de su nuevo iPhone, se pone uno de sus outfits en tonos fosforescentes para ir al gimnasio Sport City, selecciona el playlist de música que más le gusta para hacer ejercicio, se baña y se pone su nuevo saco de Zara, con su pantalón de Tommy Hilfiger y botas Timberland Chukkas, sale en su coche de edición limitada Fiat Cinquecento, utiliza Waze para llegar a su oficina y escoge entre 25 menús de comida rápida que le llega por Uber Eats? ¿En verdad es una persona más libre? Seleccionar entre más opciones no nos hace más libres, de hecho podría volvernos esclavos de nuestras obsesiones, de estar a la moda, de encajar, de llamar la atención.

Claro está que nadie quiere regresar a los tiempos de los monopolios empresariales o de pocas alternativas de productos o servicios. No hablamos de volver a los tiempos en que solo había dos colores para escoger tu coche, o cuando se utilizaba un solo shampoo Vanart para toda la familia; los que añoran lo hacen desde la nostalgia, percibiendo siempre que los tiempos anteriores fueron mejores, aunque la mayoría de las veces lo hacen sin fundamentos o negando los verdaderos avances que también se han dado.

Las épocas no pueden compararse, pues existen experiencias de consumo que son muy superiores en nuestros días, por ejemplo, depilarse o afeitarse, utilizar un tubo de pasta de dientes, escoger un tamaño de refresco que se adecúe a nuestra ocasión, el tiempo que uno se tarda en hacer una sopa, la conveniencia de hacer todos los pagos de servicios por internet, o tener un automóvil que gasta menos gasolina, tiene airbags y asientos que se amoldan a nuestra espalda.

Lo que ocurre es que, nuevamente, empresas y consumidores hemos exagerado. El exceso de opciones no aporta más, nos satura, nos confunde, nos limita al final, nos hace en ocasiones la vida más difícil. Muchas de las alternativas en realidad no son opciones, no ofrecen nada nuevo ni relevante a los consumidores.

El objeto de este libro no es promover que regresemos a una época donde no seamos libres de consumir ni capaces de darnos nuestros lujos, de que ya no gocemos lo que nos gusta y regresemos a consumir sólo para satisfacer nuestras necesidades básicas, pero sí de que redescubramos la libertad a conciencia, que trasciende el consumo y nos demos cuenta de que hay otros caminos para alcanzar el éxito y la felicidad, más allá de sólo pensar en que la vía es tener más posesiones, tener acceso a más bienes o consumir más.

Más bien se trata de darnos cuenta que nos hemos excedido en nuestro nivel de consumo y acumulación de bienes, con consecuencias que pueden ser mucho más graves si no hacemos cambios en nuestros hábitos y patrones de consumo, de uso y de desperdicio desde ahora mismo.

También deberíamos empezar a liberarnos de tanta presión de grupo, de preocuparnos por lo que adquirió el vecino o el esposo de nuestra prima, liberarnos de aspiraciones exageradas que nos obligan a endeudarnos para mostrar todo lo que hemos avanzado o el éxito que hemos tenido.

Necesitamos salvarnos de tener que seleccionar entre un exceso de cosas, requerimos liberarnos realmente de los cánones de belleza, pero no para que una marca como Dove, la marca de higiene personal de Unilever, lanzó hace algunos años una campaña publicitaria donde comunicaba el concepto de la 'Belleza Real', a

> través de diversos anuncios y esfuerzos de marketing
> y comunicación trataba de ayudar a que las mujeres
> se liberen de estereotipos inalcalzables y poco reales
> sobre la belleza femenina. La campaña contó con la
> colaboración de 'mujeres reales' porque su apariencia
> física no estaba dentro de los estereotipos habituales de
> belleza.

Tener alternativas claro que está bien, siempre que no te asfixies decidiendo, o que al revisar tantas variantes no te vayas diciendo "en realidad estamos hablando de lo mismo". Más allá de cambiar el material con que están hechos los popotes por componentes menos dañinos para el medio ambiente; ¿Qué tal si cambiamos nuestros hábitos y de hecho nos liberamos de utilizar cualquier tipo de popote de una vez?

En realidad no somos más libres. La libertad no se reduce a tener más alternativas para consumir o menos y más simples. La libertad es un tema que trasciende totalmente al mundo del consumo. Buscamos libertad de decisión, y las decisiones en nuestras vidas tocan temas mucho más allá de comprar o consumir algo: decidimos con quién nos vamos a casar, dónde vamos a estudiar, si viviremos con nuestra madre o nuestro padre en el caso de que sean padres divorciados, si postergamos la búsqueda de un hijo o no, si pintamos nuestro cuarto, etc. Consumir más no nos hace más libres.

La libertad de pensamiento exige la continuidad de cierta cantidad de métodos clásicos (pesados): repetición, memorización, transmisión de referentes fundamentales, aprendizaje lineal, imposición de normas de diversas clases (Pinker, 2008).

La cita anterior nos indica que pensar libremente implica una serie de procesos mentales. Por ejemplo, la memoria y el aprendizaje, que en realidad en nuestros días la libertad está más relacionada con simplemente tomar decisiones con el primer impulso que nos venga. En nuestra cultura del carpe diem nos hemos ido olvidando de que tener libertades también nos lleva a contraer obligaciones que hay que considerar. Nuevamente, no planteamos un regreso al pasado ni buscamos negar las grandes ventajas que nos proporcionan los avances e innovaciones tecnológicas que se han desarrollado; menos aún que idealicemos los tiempos pasados —como en la frase tantas veces escuchada "los tiempos pasados fueron mejores"— porque tampoco es lo correcto, como lo demuestran investigaciones como las que ha realizado Steven Pinker (Pinker, 2008).

Pero sí es bueno pensar en el regreso al sentido común, al control de uno mismo, a la conciencia, a no comprar lo que no tenemos capacidad de adquirir solo porque sí, a que no existan seis coches para las seis personas que habitan en una casa; a que no sea el consumo nuestra única medida del éxito o del amor, de la lealtad, de nuestra realización, de nuestra conciencia o de nuestro compromiso. Es bueno pensar que las carencias no las resolvemos con más consumo —de igual manera que algo doloroso no lo solucionamos con alcohol, drogas, viajes o shopping—; sabemos que tenemos enfrente tiempos difíciles —de incertidumbre, desempleo, inseguridad, terrorismo, polarización—, pero nuestra salida no está en consumir más y más. La respuesta no está en irte de shopping, está en irte del shopping. Ser más libre.

EL DECLIVE DE LA VERDAD

La post-verdad es aquello que refiere a circunstancias en las que los hechos objetivos son menos influyentes en la opinión pública que las emociones y las creencias personales.

Como plantea el libro Truth Decay: An Initial Exploration of the Diminishing Role of Facts and Analysis in American Public Life de Kavanagh y Rich (Kavanagh, 2018), existe una decadencia o "decaimiento de la verdad", concepto que, aunque se basa en investigaciones, estudios, exploraciones y datos relativos a Estados Unidos, se aplica perfectamente a México y otros países.

Estos autores definen el decaimiento de la verdad como el desacuerdo incremental que se ha dado entre los hechos, las interpretaciones de los hechos y los datos. En estos tiempos en los que contamos con una mayor disponibilidad de información y datos que en cualquier otro momento de la historia, nos hemos vuelto escépticos respecto a los hechos y a la verdad, y, por otro lado, realizamos comparaciones de hechos con opiniones, de interpretaciones con datos factuales, de lo que nos dice un medio que lleva informando 100 años con rumores en redes sociales.

Los autores hablan de cuatro tendencias en esta decadencia de la verdad:

1) El desacuerdo creciente sobre los hechos y las interpretaciones analíticas de hechos y datos,
2) El desdibujamiento de la línea que separa opiniones de hechos,
3) El volumen incremental relativo de la información y la influencia de la opinión y la experiencia sobre el

137

hecho,

4) La confianza decreciente en respetadas fuentes de antaño de información factual.

Las causas que identificaron los autores sobre este decaimiento de la verdad tienen que ver con lo siguiente:

a) Las características de nuestro proceso cognitivo —tales como sesgo cognitivo. Este aspecto ha sido muy estudiado a través del tiempo; al respecto se ha demostrado que solemos buscar opiniones y análisis que confirmen nuestras creencias preexistentes. También damos más peso a nuestras experiencias personales por sobre datos y hechos.

b) Cambios en el sistema de información. Con el crecimiento de las redes sociales se ha incrementado la cantidad y la velocidad con la que tenemos acceso a la información. La transformación del mercado mediático tan notorio en los periódicos como en la propagación de la desinformación, de información engañosa o sesgada.

c) Demandas competidoras en el sistema educativo, que limitan su habilidad para mantenerse a ritmo con los cambios en su seno. Se ha reducido el énfasis en la educación cívica, el alfabetismo mediático y el pensamiento crítico, y es un hecho que los estudiantes necesitan este tipo de conocimiento para evaluar efectivamente a las fuentes de información, identificar sesgos y separar los hechos de las opiniones y de las falsedades.

d) Polarización política, sociodemográfica y económica. La polarización genera que se borre la línea que separa las opiniones de los hechos, creando lados opuestos, cada uno con su propia narrativa, punto de vista y hechos.

Se preguntarán después de todo esto, ¿qué tendrá que ver con el consumismo y la compra compulsiva? En realidad está muy relacionado, sobre todo porque parece que estamos más informados que nunca y en realidad estamos muy desinformados. Consumimos en exceso información de todo tipo, desde aquella que se encuentra comprobada por investigaciones y estadísticas de organismos oficiales y confiables, hasta la mera opinión de un twittero. En esta época le damos la misma validez a ambas informaciones.

Consumimos datos e información durante todo el día, lo que no nos facilita la toma de decisiones de consumo, sino por el contrario, tantas opciones de marcas, variantes y características nos provocan una sensación de agobio y complicación. Además, el manejo convenenciero de la información no nos permite acceder a ella de manera adecuada.

Ante tanta información no tenemos una brújula que nos dirija a decidir mejor, y por esto los autores mencionados nos hablan de una caída de la verdad, de los hechos, de las evidencias. Esta es una variable más, que contribuye al exceso de consumo y compra compulsiva que no nos brinda mayor libertad, pues estamos casi obligados a comparar y elegir entre marcas y productos.

Alexis de Tocqueville dejaba claro que de nada sirve liberar a los individuos del dominio arbitrario de un déspota para abandonarlos luego a su suerte, al albur de

sus propios caprichos e intereses privados.

LA OBLIGATORIEDAD
DE LA ELECCIÓN

> Los fríos mecanismos de la mercadotecnia y la crítica del capitalismo de pronto aparecen imbricados de una retroalimentación constante y circular, en tal grado que ya nadie sabe qué aspecto podría tener la libertad, como no sea la libertad de consumir (Davies, 2016).

Es evidente que existe una tendencia creciente entre empresas al uso de algoritmos, modelos matemáticos, big data e inteligencia artificial. A través de dichos modelos se personalizan productos y servicios para que se adapten a la necesidad particular de cada consumidor. Si compro varios libros en Amazon, su sistema me ofrecerá recomendaciones sobre qué libros leer o qué películas ver, con base en lo que he comprado, o me señala autores similares a los que estoy leyendo, viendo o escuchando.

Esto ha sido ampliamente agradecido por los consumidores, pues se filtran obras y contenidos que no les interesan; hay altas probabilidades de que lo que me sugiera Amazon, Netflix o Liverpool esté conectado con mis intereses, hobbies y perfil de consumidor. Existen incluso empresas y cadenas de minoristas que se han aventurado a decir que pueden predecir el perfil de compra de la gente con base en la compra de unos pocos productos, o pronosticar que es lo próximo que comprará.

Si bien nadie niega los avances de todos estos recursos que hoy tenemos, también es cierto que es casi imposible predecir la conducta de un consumidor tomando en cuenta sus patrones de compra pasados, porque puede cambiar de opinión, tener otra percepción o intereses, cambios en su trabajo, pareja, hijos, estilo de vida o intereses. Existe una emoción enorme hacia este tipo de técnicas, pero a veces se olvidan sus alcances reales; los resultados al respecto son claros: fuera de conceptos de negocio y marcas que están emergiendo y son innovadoras, existen pocas industrias y negocios que estén creciendo a doble dígito una vez que pasan por la etapa de expansión dentro del ciclo de vida de los productos.

> El sueño de conseguir que las personas sean por completo predecibles y controlables siempre termina por ser desbaratado, de tal forma que es necesario reintroducir, de un modo u otro esa forma más bien primitiva de transmisión de información: el diálogo (Davies, 2016).

Si la ciencia de los datos hubiera encontrado la fórmula para predecir el comportamiento del consumidor, estaríamos llenos de casos de negocios boyantes con crecimientos exponenciales, y para nada es el caso. Los mercadólogos también se entusiasman con avances y nuevas tecnologías en el campo de la mercadotecnia, y también se van con la finta de modas pasajeras en este ramo.

Que las marcas escojan por nosotros los artículos que nos muestran y los descuentos que nos ofrecen con base en sus modelos matemáticos, efectivamente puede acoplarse más a nuestras necesidades, pero al mismo tiempo puede estar coartando nuestra libertad de ver otros productos, versiones, ofertas, marcas y presentaciones que no conocemos o que no hemos comprado pero que nos interesa conocer. Limitarnos a mostrarnos productos con base en nuestros patrones de conducta también reduce nuestra libertad de ver lo que podría llegar a gustarnos o podríamos llegar a comprar.

Es factible que entremos a la página web de Amazon para regalarle algo a alguien con gustos extremadamente diferentes a los nuestros, y que lo que se nos muestre esté basado únicamente en lo que hemos buscado o comprado para nosotros mismos. Opciones tan personalizadas y adaptadas a nosotros pueden estar limitando nuestra libertad de estar expuestos y escoger lo diferente.

LO VINTAGE QUE CONECTA PASADO, PRESENTE Y FUTURO

A veces se tiene la tentación de pensar que los viejos tiempos fueron mejores. Y claro está, hay un mercado para este segmento de consumidores que añora el pasado y siente nostalgia por él. Ante lo que se publica todos los días en diversos medios —desastres naturales, crisis económicas, criminalidad, actos terroristas, problema políticos y recientemente guerras comerciales—, la reacción de muchos consumidores es pensar que los tiempos anteriores fueron superiores; dicha reacción, aunada a sentimientos de nostalgia y melancolía por el pasado provoca que el mercado de artículos retro, vintage y de nostalgia sean altamente valorados por millones de consumidores.

De hecho, lo interesante de los productos vintage es que a pesar de que sean artículos nuevos, son vistos como productos de antes, de antaño. ¿Por qué un consumidor quisiera comprar unos jeans, un coche o un mueble que se viera de antaño?

En su artículo The Psychology of vintage, Jennifer Baumgartner (Baumgartner, 2012) nos habla de lo vintage como algo nuevo o de segunda mano que nos remite a una era previa. Asimismo, describe los detonadores de compra de este tipo de productos refiriéndose a la clásica caza de precios, pero también a cuestiones como la marca del pasado vs. productos nuevos que no tienen historia aún. Otro tema es la percepción de que hay productos que ya no se hacen tan bien como antes —refiriéndose a la calidad, al proceso de fabricación o a ingredientes que se percibe que hoy en día han cambiado para disminuir los costos de producción —, por lo que se llegan a retomar procesos artesanales o antiguos en la fabricación de ciertos productos, como ocurre en los crecientes mercados artesanal, gourmet u orgánico, por sólo mencionar algunos.

Existen numerosos consumidores con una gran pasión hacia productos como los discos en vinil, los tenis "Stan Smith" de Adidas o los remakes de series de televisión y películas de antes. Por un lado, ayuda a las marcas a la diferenciación de sus productos y a conectar emocionalmente con los consumidores, pues se hace hincapié en que los productos vintage ya casi no los hacen y simbolizan una época anterior que extrañamos; por otro lado, proyecta a uno frente a los demás como una persona original y única. Es decir, aquí también juega un papel importante el factor social y la imagen que proyectamos frente a los demás.

Tal como mencionan Gülen Sarial-Abi, Kathleen D. Vohs, Ryan Hamilton y Aulona Ulqinaku (Sarial-Abi, Vohs, Hamilton y Ulqinaku, 2017), uno de los aspectos que han impactado en el éxito de lo vintage es el puente que crea entre pasado, presente y futuro. En el artículo se habla, además de los aspectos que ya hemos señalado antes como razones para consumir artículos vintage, de expresar que somos personas únicas y diferentes a las demás, de una búsqueda por ser auténticos y originales —en muchos casos frente a una percepción de superficialidad y vacuidad al consumir lo actual—, y de encontrar una forma de expresarnos a nosotros mismos.

Algo muy interesante que también mencionan, es que lo vintage es una forma de contrarrestar amenazas de significado. Entre éstas se encuentran el recordatorio de la muerte a través de la muerte de alguien importante, la incertidumbre económica, las amenazas a la seguridad personal y la filiación hacia otras personas. Desde la teoría del marco de referencia de significado, se plantea que dicho marco nos permite encontrarle un sentido a nuestra vida y a la realidad que vivimos. Así, una amenaza referente a los temas antes planteados (muerte de alguien cercano, pérdida de certeza, etc.) genera emociones para las cuales varios consumidores encuentran un paliativo en el consumo de lo vintage o productos de nostalgia. Encontramos entonces una relación entre el aumento en el consumo de algún producto y la paliación de aspectos amenazantes, entristecedores o negativos para las personas.

Al final, se trata de consumir y continuar en la cultura del consumo, cuestión que muchas marcas han tratado de capitalizar como una tendencia a la que hay que subirse para generar resultados financieros positivos y crecer.

Sin embargo, no todo lo vintage y retro tiene éxito; véanse los casos de los intentos de Dodge, Ford, y VW por traer al mercado de hoy versiones modernas de autos del pasado, como el lanzamiento de versiones nuevas del

Javier Otaduy

Dodge Dart, o el Cavalier de Chevrolet; inclusive VW ha anunciado que descontinuará su VW Beetle.

7. ¿CIENCIA CUANTITATIVA DEL DESEO?

EL BOTÓN DE COMPRA

"Los más optimistas creen que los científicos están a punto de encontrar el 'botón de compra' enclavado en el cerebro, esa área específica de blanda materia grisácea que nos empuja a meter un producto en nuestra cesta de compra" (Martell, 2011).

"Parece factible contar con una ciencia objetiva y cuantitativa del deseo" (Davies, 2016).

Tal parece que se tiene una gran expectativa por encontrar el santo grial de lo que el consumidor quiere, desea y va a comprar. Modelos matemáticos, big data, small data, smart data, algoritmos e inteligencia artificial dan una gran esperanza de que lo anterior se puede lograr, de que pronto se podrá descifrar lo que detona el botón de compra en las personas, y que se hará no sólo desde aproximaciones utilizadas en el pasado reciente, provenientes de ciencias sociales como la psicología, la sociología y la antropología. Ahora es la ciencia, la matemática, la neurociencia, la inteligencia artificial lo que nos acercan a ese objetivo. Como dice la cita, desarrollar una ciencia cuantitativa del deseo.

Pero, ¿en verdad es posible, o una vez más, a pesar de los avances, nos sentimos como con juguete nuevo y pensamos que habrá respuestas que nos darán la posibilidad de descifrar la conducta del consumidor?

"Si usted y yo experimentamos un placer parecido al degustar un vino excelente o contemplar la puesta de sol, nuestros resultados indican que es porque ambos compartimos unos parecidos patrones detallados en la corteza orbitofrontal" (Davies, 2016).

¿Qué hago con la corteza orbitofrontal para que una persona compre Pepsi en vez de Coca-Cola (o al revés)? Se sacan conclusiones de registros de las mismas regiones y hemisferios en el cerebro, de la misma producción de sustancias dentro del cuerpo humano, de la misma reacción hormonal. ¿Y de verdad querrá decirnos esto que una cosa es igual que la otra? ¿Que jugar videojuegos es igual que consumir drogas o tener sexo porque se disparan las mismas reacciones físicas?

En mi opinión y con base en diversas investigaciones que he revisado a través del tiempo, no hay ninguna posibilidad que nos lleve a pensar que podremos predecir la conducta de los consumidores, por dos razones —entre otras varias—:

1) Los modelos desarrollados utilizan los patrones de compras pasadas o presentes.

2) La medición es sobre lo que ocurre a nivel

fisiológico, neurológico u hormonal dependiendo del modelo, y simplemente explican procesos biológicos que acontecen al estar frente a estímulos en entornos de investigación controlados, lejanos del comportamiento real de compra de los consumidores, en el que intervienen múltiples variables de índole social, cultural, familiar, urbana, política y del entorno físico, por mencionar sólo algunas.

Lo que nunca podrán explicar los números es lo que hay detrás de ellos, que es de extrema importancia para entender la conducta y para determinar insights, oportunidades y estrategias.

¿Qué es lo que hace que alguien que compraba religiosamente cartuchos Gillette para su Match 3, ya no compre uno solo en los 2 siguientes años porque ahora trae barba, visita la barbería y ha empezado a consumir whisky porque en este lugar se lo ofrecen?

También la filosofía y enfoque de estos análisis matemáticos entran dentro de la lógica del consumo, y en ocasiones se confunde la correlación entre dos variables con causalidad. Es decir, el que dos variables se relacionen no indica que una sea causa de la otra, aunque así se maneja en muchas publicaciones y medios. Cuando una persona que acaba de ser padre compra pañales y cerveza cuando va al súper, para nada podría decirse que los pañales son la causa de comprar cerveza, o al revés.

Otro tema es la relación que señalan varias investigaciones, en el sentido de que comparan la adicción a los videojuegos o las compras con la adicción a las drogas o al alcohol. Aunque llegaran a concluir que se dan procesos hormonales o sinápticos parecidos dentro del cerebro, se trata de procesos que no son comparables y que nada tienen que ver. Si se enciende y trabaja la misma región del cerebro sólo podremos concluir que se enciende la misma región del cerebro, de ahí a sacar conclusiones y ver paralelismos entre adicción a compras, a juegos y drogadicción hay un muy largo trecho.

> Lo que descubren en las sinapsis de nuestros cerebros y los parpadeos de nuestros ojos no son datos brutos que deban aplicarse de forma novedosa en las campañas de publicidad, sino que su interpretación –de manera inevitable- pasa por una filosofía consumista (Davies, 2016).

Se estudian ciertos estados anímicos a través del análisis del uso de las redes sociales o de respuestas oculares al ver estímulos, y en gran cantidad de casos que me ha tocado ver, parece que más bien tratamos de atar datos de diferentes métodos sólo porque vislumbramos que conectan de algún modo. Hay casos donde se fuerza la relación entre los resultados de dichos métodos, lo que nos lleva a conclusiones diferentes. Me ha tocado ver decenas de estudios de mercado donde existe información cualitativa, cuantitativa y de neuromarketing, de ritmo cardiaco, y respuesta ocular hacia estímulos; y resultan ser datos que no hacen sentido ni se relacionan de ninguna manera lógica.

¿Es verdad que a través de lo que la gente comparte en Instagram o a lo que le da "me gusta" o "me encanta" o lo que postea en Facebook podemos descifrar sus emociones? ¿Y si fuera cierto, cuánto duran esas emociones? ¿Qué tanto están supeditadas al estado anímico y al contexto en el que está inmerso el sujeto de investigación? ¿Qué tanto ese estado anímico puede ser capitalizado por una marca para hacer que sus consumidores la compren más; o cómo transmitirle contenido a los consumidores para que voten por un candidato específico?

Una sonrisa es otro indicador potencial de (y que influye sobre) lo que tiene lugar bajo la superficie, al igual que el ritmo cardiaco, el uso del dinero a "la diferencia apenas perceptible" entre dos pesos. A tales indicadores se les podría agregar un extenso listado de varas de medir desarrolladas en los últimos tiempos, como los "relojes inteligentes" creados por Apple y Google para monitorizar el estrés, o los cuestionarios psicométricos empleados para evaluar el nivel de depresión. Todos ellos constituyen un medio para convertir la experiencia subjetiva en algo tangible, visible y, por ende, comparable (Davies).

Hay tanto entusiasmo por las nuevas tecnologías y métodos de descifrar sentimientos y patrones de consumo, que imaginamos que la gente es fácilmente manipulable utilizando dichos datos. Si existen tantas empresas o candidatos que encontraron el hilo negro de la conducta y estado emocional del consumidor, ¿por qué no hay modelos replicables de ello? ¿por qué no se leen casos que sean extraordinarios ejemplos de esto?

En julio de 2014, Facebook publicó un informe académico con detalles sobre cómo había modificado con éxito los estados de ánimo de centenares de millares de sus usuarios a través de la manipulación del suministro de noticias, entradas y comentarios visibles para el individuo (Davies).

¿De verdad pensamos que Facebook es tan poderoso

como para que rija nuestros estados de ánimo, para que vuelque las votaciones de un referéndum o una elección presidencial? ¿No estamos sobrestimando su influencia? Los hackers rusos, ¿manipulan tantas elecciones y decisiones de seguridad nacional? ¿No será que los medios, con un afán —nunca desinteresado— quieren contenidos en la búsqueda del rating, la audiencia y el éxito económico? Quieren titulares aunque se basen en medias verdades, en datos parciales, en fuentes no comparables, o, recientemente, informan lo que es tendencia en las redes sociales. El chiste es que las audiencias consuman la información.

En la era de la imagen por resonancia magnética funcional (fMRI), cada vez es más habitual hablar de lo que nuestros cerebros hacen, quieren o sienten, pero no sólo somos nuestro cerebro. Como pone en tela de juicio Davies: "¿Cómo es posible que una región particular de nuestros cuerpos o nuestros yoes posea su propia voz? ¿Y cómo puede un experto pretender que sabe lo que esa voz está diciendo?".

Por otro lado, con estas tendencias se desconfía de lo que decimos a nivel verbal, pero los procesos cerebrales y químicos de nuestro cuerpo no nos pueden dar causas ni porqués, ni pueden de ninguna manera predecir cuál será nuestra reacción frente a un nuevo estímulo. Para entender la conducta humana y los patrones de consumo necesitamos técnicas integrales, pues el problema no puede resolverse sólo con escáneres corporales, resonancias magnéticas o grandes modelos matemáticos y algoritmos.

Mi propuesta es que no estemos tan entusiasmados por la tecnología sólo por la tecnología, seamos neutrales al evaluar su aporte a nuestra comprensión de los consumidores y sus preferencias, así como al pronóstico de las mismas. La verdadera contribución —más allá de libros e investigaciones interesantes— es aún insuficiente para generar mejores estrategias de marketing y publicidad. Como empresas y consumidores tampoco nos obsesionemos con la cuantificación de todo ni idealicemos sus alcances.

Tenemos una dificultad real para explicar lo que ocurre en la mente y cuerpo del consumidor, y para sacar conclusiones sobre sus patrones de consumo. Davies pone en tela de juicio avances que hoy en día se venden como la clave que nos llevará supuestamente a descifrar al consumidor y a desarrollar estrategias para influir fácilmente sobre la demanda de productos y servicios.

LA OBSESIÓN POR CUANTIFICAR TODO

La primera aplicación de salud del iPhone 6, lanzada en septiembre de 2014, fue celebrada como otro ejemplo de la capacidad de Apple para reimaginar nuestras vidas cotidianas, sin que nadie se detuviera demasiado a pensar en para quién había sido diseñada esta aplicación en realidad. No hace falta agregar que los patronos, las aseguradoras y los proveedores de servicios de bienestar son algunos de los más entusiastas admiradores de la constante medición del comportamiento corporal realizada por el teléfono (Davies).

No es desinteresado el afán de algunas empresas de destacar las grandes virtudes de ciertos avances tecnológicos y su capacidad de medir todo: cuántos pasos dimos en la mañana, cuántas calorías gastamos, cómo fluctúa nuestro ritmo cardiaco mientras hacemos ejercicio, nuestro biorritmo o nivel de azúcar en la sangre, y nuestro promedio semanal de gasto de calorías. Existen intereses por vender estas tecnologías, gadgets y aparatos como vitales para estar informados. Si hay intereses particulares se pierde la objetividad de los alcances reales de dichas tecnologías.

Ocurre lo mismo con empresas de salud y farmacéuticas, cuyo objetivo es que consumamos soluciones, servicios o medicamentos cuando no estamos en nuestros niveles óptimos.

Entonces, es necesario tomar con cautela estos extraordinarios avances y la obsesión que muestran los medios y nosotros mismos por estar enterados de la última investigación, ésa que nos diga que dos tazas de café al día son saludables, o una copa de vino al día nos hará vivir más, o que con Pharmaton estaremos felices y productivos durante el día. No hay que olvidar que el marketing y a veces nosotros mismos, tratamos de convencernos de los enormes beneficios que brindan los productos, con lo que podemos estar perdiendo objetividad y neutralidad sobre el tema. Como ocurrió por ejemplo con los Google Glasses, o las experiencias 4D o 5D al ver una película.

Ahora hablamos de la ciencia del bienestar, como si existieran recetas o fórmulas que aumenten nuestro nivel de bienestar, sin ser resultado de situaciones complejas ni multifactoriales. Estamos llenos de información que nos comunica fórmulas mágicas para vivir más y ser más felices.

En un mundo en el que no podemos ponernos de acuerdo sobre lo que es "bueno" y lo que es "malo" porque todo es cuestión de perspectiva personal o cultural, la medición ofrece una solución. En lugar de indicar calidad, lo que indica es cantidad. En lugar de representar hasta qué punto son buenas algunas cosas, lo que indica es cuántas cosas hay (Davies).

Nuestra forma de medir la felicidad, la prosperidad, nuestra evolución y avance también parece que sólo se trata de resultados económicos, numéricos; parece que en nuestros tiempos lo que no se puede medir cuantitativamente no existe.

¿Y si en realidad, un cambio grande en nuestros hábitos de consumo no nos lleva a la catástrofe que tanto vaticinan? ¿Y si vienen efectos colaterales positivos del hecho de comprar menos coches, menos smartphones, menos ropa? ¿Si de repente suben otros indicadores que no medimos o no nos conviene medir, como el nivel de felicidad, el porcentaje de pobres que mejoraron su dieta nutritiva, el porcentaje de desperdicio de comida en el primer mundo? ¿Un ahorro de agua sin precedentes en el mundo porque la gente cambió sus jeans después de mucho más tiempo y eso representó un ahorro de millones de litros de agua que no se utilizaron para confeccionar más jeans?

No medimos una gran cantidad de efectos positivos que estos cambios pudieran tener. ¿Y si cambiamos o complementamos los indicadores que usamos para ver qué tan exitosos somos? ¿Cómo tomarían los accionistas y los mercados el hecho de que la gente se quedara con su iPhone por 6 años, de que nadie contratara estancias all-inclusive en los hoteles, de que los consumidores hicieran que sus jeans duraran al menos cinco años? Todo ello sería una muy mala señal para mercados y accionistas,

Javier Otaduy

¿querrá esto decir entonces que vamos mal? ¿Y si dejamos de darle solo importancia a lo que se puede cuantificar, o empezamos a medir otros indicadores?

8. LA HORA FELIZ

"Los consumidores no sólo deben ser actores, sino también conductores del cambio de comportamientos" (Sian Conway, 2019).

MÁS ALLÁ DEL CÓDIGO CONSUMISTA

Laczniak y Murphy definen a la ética del marketing cómo "la forma en que los estándares morales son aplicados a las decisiones, conductas e instituciones de marketing" Laczniak y Murphy (citados en Gaski, 1999). Ante ésta definición ¿cuáles son nuestros códigos morales a la hora de desarrollar e implementar nuestras estrategias y acciones de marketing?

A pesar de que en los últimos años los estándares aplicados al marketing han ido cambiando —sobre todo por la presión que ejercen los consumidores y por nuevas reglas que ponen las instituciones gubernamentales—, tal parece que las "prescripciones éticas" se reducen a dos elementos: seguir lo que la ley establece, y actuar en el propio interés de la empresa y los accionistas. Tal como dice el autor, "haz lo "correcto" porque si no lo haces estará dañando a tus intereses en el largo plazo".

Como empresarios, mercadólogos, publicistas,

emprendedores e instituciones, necesitamos otros estándares morales aplicados al marketing, contemplando más conceptos que los actuales. Con seguir la ley y tener buenas utilidades y ventas no es suficiente. Es necesario considerar también los daños colaterales, los costos que no medimos en la elaboración de productos, como por ejemplo, los costos en salud que genera la mano de obra mal pagada; los desperdicios y contaminantes que se generan en la producción, el costo del capital humano que fabricó el producto, etc. En el documental "The True Cost", del cual ya hablamos antes, se menciona el costo real de fabricar y maquilar ropa para las grandes marcas globales de la moda rápida.

Ofrecer versiones de productos en materiales reciclables, que desperdician menos, con sustancias menos dañinas para el planeta no es algo que haya que agradecer a las empresas, sino que tendrá que ser un deber si queremos tener un mejor porvenir. Las mejores prácticas y las buenas acciones no sólo deben ser resultado de la presión de gobiernos, de grupos de consumidores o de modas marketinianas, sino de las empresas mismas, desde antes de fabricar algo, desde antes de decidir. En realidad a veces se adapta la moral a una decisión ya tomada y no al revés.

En este sentido, lo que plantea Gaski es contemplar también en el nuevo código moral de hacer marketing, los siguientes preceptos o prescripciones éticas, dignas de consideración:

Prescripción #1: No vendas productos dañinos o peligrosos.

Prescripción #2: No engañes al consumidor.

Prescripción #3: Ética de precios en general.

Otros autores plantean preceptos relacionados:

a) El consumidor tiene el derecho de recibir valor por el dinero que pagó. Hite et al.; 1988; Kehoe, 1985; Lantos, 1986; Spinello, 1992 (citados en Gaski).
b) El precio debería de estar completamente divulgado. Kehoe, 1985 (citado en Gaski).
c) El precio no debería de ser tan artificialmente alto que cause que el consumidor crea que ha recibido una ganga cuando el precio sea bajado. Kehoe, 1985 (citado en Gaski).
d) Fijar precios no es ético. Kehoe, 1985; Robin and Reidenbach, 1987 (citado en Gaski).
e) No fijes precios de forma depredadora. American Marketing Association, 1985 (citado en Gaski).

Los preceptos anteriores nos ponen bajo un dilema, porque es posible que bajo estos, lo que pudo haber sido percibido por empresas o marcas como estrategia o táctica de venta o mercadotecnia, en realidad es una práctica poco ética. Entonces nos preguntamos, ¿hasta dónde deben de llegar las estrategias?

Podríamos dar rápidamente cientos de ejemplos en los que las marcas no cumplen con alguno o varios de los preceptos anteriores: engañan con los precios, con descuentos que no lo son en realidad, con productos que sí hacen daño —como el caso reciente del talco Johnson & Johnson donde se presume que éste producto ha contenido sustancias cancerígenas (Forbes Staff, 2018) —, con letras pequeñas que limitan totalmente el servicio que recibe un consumidor, subiendo precios de lista para que parezca que existe un ahorro en la compra cuando no lo hay, y muchísimo más.

Por ejemplo, ¿cuántas veces al día vemos

Javier Otaduy

promociones que dicen "hasta 50% de descuento" con una letra extremadamente pequeña para comunicar "hasta" y enorme para comunicar 50%? Y cuando entramos a la tienda, en realidad el descuento de 50% lo tienen muy pocos productos y muchos son inventario de temporadas pasadas que no han podido vender hasta ahora. ¿Éstas son las mejores estrategias que tenemos para vender? ¿Son estrategias o tácticas en realidad? ¿No podemos ser más creativos? ¿No podemos tener otros valores empresariales y ser más francos a la hora de pensar lo que verdaderamente es benéfico para el consumidor y lo que es un simple gancho para vender más?

Al igual que muchos filósofos, creo que la ciencia y la ética son dos sistemas independientes y autónomos en los que entran en juego las mismas entidades del mundo, del mismo modo que en el póquer o en el bridge se juega con los mismos cincuenta y dos naipes de la misma baraja. La ciencia tratará a las personas como objetos materiales, y las reglas que se seguirán son los procesos físicos que son causa del comportamiento a través de la selección natural y la neurofisiología. La ética tratará, en cambio, a las personas como agentes equivalentes, capaces de sentir, racionales y dotados de libre voluntad, y las reglas que se siguen son las del cálculo que asigna valores morales al comportamiento a través de la naturaleza inherente del comportamiento o sus consecuencias (Pinker, 2008).

Es importante revisar el cristal ético con que vemos nuestra cultura del consumo, ya que siempre vislumbramos con neutralidad a la ciencia y al mercado, pero nosotros no somos nada neutrales al promover, usar o implantar prohibiciones en éstos. Como dice Pinker, tenemos que tomar en cuenta el factor humano también, el factor ecológico, el bienestar de los humanos como algo masivo e inclusivo y con múltiples factores, no sólo el económico.

Lo anterior nos plantea un nuevo código de ética para que las empresas vean más por el beneficio del consumidor de lo que han hecho hasta ahora, y no esperar a que los cambios se den sólo por la presión que ejercen los gobiernos hacia una mayor transparencia y las regulaciones que protegen al consumidor, o por manifestaciones de grupos de consumidores. Es necesario revisar el cristal ético que utilizamos al desarrollar la mezcla de marketing de productos, servicios y empresas. Esto aplica a todo tipo y tamaño de negocio, tanto a las grandes empresas que están bajo el reflector de muchos consumidores, como tu pyme o negocio de comida, apps, transportes, tecnología y otros. Va por la transparencia real y no acomodaticia.

ESTÁ EN NUESTRAS MANOS

Cualquier causa de comportamiento, y no sólo los genes, plantea la temática de la libre voluntad y la responsabilidad. La diferencia entre explicar el comportamiento y excusarlo, es una cuestión muy antigua en el razonamiento moral que se refleja a la perfección en el dicho "entender no es lo mismo que perdonar" (Steven Pinker, 2008).

Es muy importante lo que Pinker nos dice, sobre todo cuando normalmente excusamos nuestra conducta como consumidores y achacamos nuestros malos hábitos de alimentación a las campañas publicitarias, o a la falta de campañas y estrategias de concientización por parte de los gobiernos, a las escuelas y otras instituciones, a la corrupción de los gobiernos, o a las grandes empresas que nos manipulan, creándonos nuevas necesidades para que compremos sus productos. Curiosamente nunca hablamos de nuestra gran responsabilidad.

Es un hecho que nuestra falta de voluntad, nuestra carencia de conciencia sobre nuestra responsabilidad, nuestros errores como padres que educamos, nuestro déficit de disciplina, nuestra evasión y nuestro poco interés por informarnos, entre otras razones, no está ayudando en nada a la situación a la que hemos llegado, explicada y fundamentada a lo largo de este libro.

Parece que la responsabilidad siempre está afuera cuando, como menciona Pinker, tenemos libre voluntad sobre nuestras acciones, y compartimos responsabilidad. Y desde aquí es desde dónde se pueden iniciar instantáneamente los cambios.

Nadie dejará de fumar por ti, nadie beberá menos de un litro de refresco ni dejará de comer un plato enorme de nachos con queso y un paquete de palomitas jumbo por ti; ya no le eches la culpa a Cinemex o Cinépolis, a Act II, a Sabritas o Barcel, a Coca-Cola o Pepsi, a los anuncios de botanas en el cine, a nadie más que a ti.

Pudiste beber agua, o una lata de refresco con menos de la mitad de cantidad de la del combo, o haber compartido unas palomitas pequeñas, o sólo haber ido al cine a ver una película, y decidiste no hacerlo, por diversos motivos. No te quejes si no estás dispuesto a cambiar tus hábitos y a contribuir realmente a nuestro futuro.

Antes la gente tomaba bebidas de poco más de 300 ml al ir al cine, y comía un empaque de palomitas pequeño; ahora nos excedemos, en muchos casos porque queremos.

Es importante que por primera vez pongamos el reflector en nuestras conductas, nuestros hábitos. Parece que para sentirnos satisfechos, ahora tenemos que estar llenos, sobrecargados, saturados de cosas y objetos.

CONSUMIR POR LOS MOTIVOS CORRECTOS

Una buena respuesta al consumismo no es sacrificar placeres materiales y vivir sin langosta ni limones, sino apreciar lo que se necesita hacer para obtenerlos. Nuestro deseo de obtener lujo de forma barata (y por lo mismo explotar a la tierra y sus trabajadores) es el problema real. Si la ruta a tu mesa fuera dignificada y ética en cada etapa, es un hecho que los limones costarían mucho más. Pero quizá entonces dejaríamos de tomar estos frutos por hecho y nuestro aprecio por su placer sería más entusiasta (The philosophers' mail, 2014).

Al final el mensaje que estamos dando no va por que ya no nos demos gustos, placeres, lujos o premios, que no consumamos más que lo necesario para sobrevivir, que no regalemos lo que nos dé la gana a quien más queramos, sino de equilibrar el extremo al que hemos llegado, dándole la justa importancia que tiene el consumo en nuestras vidas, satisfacción, felicidad y bienestar. Si seguimos este tren de consumo, el mundo con todos sus recursos no nos alcanzará más que para un par de décadas más. Ya muchos estamos de acuerdo en este diagnóstico pero no en qué hacer.

Ni todas las campañas para no utilizar popotes, ni el desuso de bolsas de plástico, ni nuestras nuevas formas de ahorrar agua, ni consumir más productos orgánicos, ni tirar menos basura, ni reciclar cada vez más, ni utilizar energías alternativas nos alcanzan para generar un cambio drástico. El verdadero cambio está en nuestros hábitos, nuestra forma de comprar, de consumir, en nuestra forma de premiarnos, de proyectarnos como exitosos, nuestra forma de compartir y brindar afecto, en nuestra respuesta a la pregunta ¿cuánto es suficiente para que estemos satisfechos, contentos, que nos sintamos plenos?

El cambio debe de empezar por nosotros, los consumidores, pensando primero en los hábitos que nos están llevando a nuestra autodestrucción, y claro está, hacer presión para que gobiernos, empresas e instituciones se comporten de manera más ética, transparente y que velen por los intereses del medio ambiente y de la humanidad de todos colores, regiones, nacionalidades, culturas y preferencias.

"MENOS ES MÁS" PLANTEA UN CONSUMO ALTERNATIVO, PERO AL FINAL CONSUMO

Existe una tendencia que comenzó con la tecnología digital y se aplicó también a las posesiones materiales, que se llama el "Culto del menos" (Danzico, 2010).

El fundador del sitio web CultofLess.com, Kelly Sutton, afirma que el número de bienes digitales disponibles —que nunca acaba de crecer—, ha creado muy buenos reemplazos de las posesiones físicas. Asimismo, comenta que reducir el uso de productos físicos puede ser la tendencia de su generación (sabiendo que él está en sus veintes).

En el mismo sentido está el reto de las 100 cosas (Bruno, 2010), donde David Michael Bruno habla de la importancia de la simplicidad en nuestros tiempos. Para este autor hemos llegado al exceso como la prueba del éxito; y en Estados Unidos se experimenta la insatisfacción en forma de consumismo excesivo. Tenemos más de lo que nos alcanza. Bruno lo llama "modelo del exceso", y plantea que la simplicidad es el camino por el que hay que transitar.

Éstas son algunas de las muchas expresiones de consumidores, analistas y líderes de opinión en el mundo, que nos demuestran que están conscientes de que nos hemos vuelto hiper-consumistas y hay que hacer algo al respecto, nos hemos llenado de cosas, de artefactos, de artículos; por esto las propuestas de estos colectivos son apostar por el minimalismo, poner metas como vivir con un determinado número de artículos, de reciclar, reusar, no utilizar plástico, sustituir los objetos físicos por soluciones digitales, entre otras.

Aunque muchos de estos esfuerzos aún son aislados con respecto a la masa de millones de consumidores que siguen viviendo en la cultura del consumismo, van penetrando poco a poco en sus hábitos. Por otro lado, a pesar de que lo que se hace muchas veces es sustituir un consumo por otro, muchas de estas reacciones lo que hacen es una transformación de consumo o un alter-consumo, pero no un no consumo. Y la respuesta en muchos casos no está solo en consumir diferente, sino simplemente en no consumir.

Además, lo que algunos detractores de estos movimientos del cult of less —o vivir con menos de 100 artículos o posesiones y utilizar nuevas tecnologías y aparatos electrónicos— buscan, es fomentar el consumo de artículos de marcas específicas, en algunos casos caros e inaccesibles como los dispositivos de Apple, tabletas, computadoras, Google, drives externos, etc., es decir, que no se salvan de seguir consumiendo y de hecho algunos lo ven como una propuesta elitista porque no cualquier persona de cualquier nivel socioeconómico tiene acceso a tales marcas. Desde mi punto de vista, son alternativas interesantes que marcan el deseo de un cambio hacia un consumo y acumulación menores, sin embargo, aún se sigue la dinámica del consumo como eje vital en nuestra sociedad.

CONSUMO CONSCIENTE, ANTI-CONSUMISMO Y AUTENTICIDAD

Tal como hemos visto los últimos años, ya casi no existen manifestaciones multitudinarias anti-globalización como las que se presentaban antes, cada vez que se reunía el grupo de países G7 o el G8 para hablar de temas de interés global. Sin embargo, los movimientos que promueven ir en contra de consumir una marca en particular (o empresa), de consumir productos de cierto país, o simplemente comunidades que no están de acuerdo con el consumismo han pasado de ser nichos o segmentos pequeños a masas que debemos considerar.

En ocasiones cometemos el error de pensar que todas las personas que manifiestan molestia y cambian hábitos de consumo lo hacen por la misma razón y esto no es así. Por ejemplo, Choi Soon-Hwa (Choi, 2011) plantea que existen cuatro segmentos diferentes del movimiento anti-consumo. Los dos ejes que explican la diferencia entre los cuatro segmentos son el Target o Público (gente que rechaza el consumo en general o los que rechazan un producto o marca), y los motivos por los que manifiestan una conducta anti-consumo (los que lo hacen como una forma de expresión individual, y quienes buscan la realización de valores sociales).

El segmento de los "Anti-consumo por fatiga" busca un consumo más simple, debido al estrés que les genera el exceso de complejidad e información del mundo actual, tal como mencionamos antes al hablar del exceso de alternativas y la libertad de consumir. Los "Anti-consumo por trauma" rechazan consumir un producto, empresa o marca determinada por una mala experiencia o perjuicio que sufrieron. El tercer segmento son los "Anti-consumo por iluminación", y se trata de los que reducen su consumo porque quieren una mejora, un cambio en la sociedad y en el mercado; hicieron conciencia de que sus hábitos de consumo no eran los ideales. El cuarto segmento es el de los "Activistas anti-consumo", y aquí hablamos de los grupos que protestan acerca de productos particulares o por conductas corporativas no éticas de alguna compañía.

Por lo anterior, las marcas deben de estudiar profundamente cuáles son los motivos de la tendencia anti-consumo, y entender que cada vez son más las personas en el mundo que abogan por un consumo de otro tipo, menos ostentoso, más democrático. Como menciona el autor, "las compañías necesitan reconocer que el anti-consumismo de hoy no es una moda y constituye un cambio genuino en el ambiente empresarial", pues nuestro consumo se ha vuelto una forma de proyectar quiénes somos, qué valores y posturas tenemos sobre el mundo (Choi, 2011). En muchos casos en realidad estamos hablando de un alter-consumo, es decir, que los millones de personas en el mundo que conforman estos cuatro segmentos plantean una nueva forma de consumir.

En mi opinión, la exigencia de cambios y la manifestación de lo que se opina y propone, son elementos importantes. Sin embargo, hay movimientos que van y vienen, otros que se institucionalizan y muchos que se disgregan. Nuestra economía compartida actual puede generar grandes cambios, pero hay una serie de cosas que podemos hacer cada uno para que esta espiral de consumismo no nos lleve aún más lejos del lugar al que hemos llegado. Tenemos que aceptar que existen diversas manifestaciones de descontento por razones muy diferentes, pero que son millones los que no concuerdan con nuestro sistema de consumo actual.

Por otro lado, pienso que no son las manifestaciones "anti" ni la generación de crispación la mejor forma para que se den los cambios, ya que si fluctuamos nuestros hábitos, costumbres y jerarquización de valores se pueden dar los cambios de forma más rápida que esperando que un movimiento crezca o que un gobierno regule o ponga nuevas leyes para que se den las cosas, sin restarle importancia a los hechos anteriores, que fueron vitales para que la gente dejara de fumar y bajara el nivel de conductores alcoholizados, entre otros hechos.

HACIA UN CONSUMO JUSTO

Nos hemos sobrepasado, consumidores, empresas, gobiernos, y diversas entidades. Hemos corroborado que un mercado del consumo proteccionista, regulador, controlador y cerrado no funciona, pero tampoco un libre mercado con excesos en la búsqueda de ventas, con obsesión por el crecimiento, por la compra de lo último, y con la eterna espiral enferma de hacer que el negocio sea más jugoso a expensas de lo que sea. Tampoco está funcionando un consumidor que, porque puede, lo paga, porque esto también afecta a todos los miles de millones de consumidores que somos y los que están por venir.

Lo que tú pagas hoy por algo, afecta a lo que pagará otro mañana. Tus pautas de consumo hoy, tendrán un impacto en lo que puedan consumir y vivir mañana los demás. Es tiempo de que no busquemos la responsabilidad en otros lados, sino de que veamos hacia nosotros mismos. Ya no podemos poner pretextos para seguir en el status quo.

¿Es verdad que nuestra agua potable es de las peores, que en cualquier otro país del mundo se puede beber agua de la llave y aquí no? Si esto fuera cierto, ¿sería necesario que la CDMX se convirtiera en al área urbana de mayor consumo de botellas de PET del mundo?

Hay cada vez más bebederos de agua en las ciudades de la República Mexicana y la mayor parte están siempre vacíos pero, ¿es verdad que la gente escupe en todos ellos y por eso no tomamos agua en bebederos? ¿Qué te puedes enfermar por beber ahí y por eso los bebederos siempre están vacíos? ¿Por qué necesitamos consumir tantas botellitas de plástico con agua? ¿Se debe a las exitosas campañas publicitarias que nos persuaden a beber agua en ellas?

Nada demuestra lo anterior. Por otro lado, ¿es verdad que no tenemos poder para que la CDMX, Cinépolis y los centros comerciales pongan más bebederos y consumamos muchísimas menos botellas de plástico PET? De hecho esto ya ocurrió en el pasado.

Tenemos todo el poder como consumidores, pero el tema lo vemos con indiferencia, externo a nosotros o tal vez ni nos pase por la cabeza, hasta que llegue alguna nueva legislación. ¿Qué pasaría si así como nos pusimos las pilas planeando el uso del agua, o utilizando otras alternativas de transporte cuando hubo desabasto de gasolina, economizamos y racionamos su uso, si desde la próxima vez que vayamos al cine sólo bebemos agua, llevamos la nuestra o usamos los bebederos? ¿De verdad perdemos libertad, indulgencia y placer por algo rico? ¿Es necesario beber casi un litro de refresco en el cine para sentir placer al ver una película? ¿Somos menos libres si no lo hacemos, si nos restringimos?

¿Será posible que si ya ninguno de nosotros paga $30 pesos por una botellita de agua de 325 ml en un restaurante, éste tendría que bajar sus precios?

Aunque venga a tocar nuestro grupo musical favorito a nuestra ciudad, ¿será posible no asistir a conciertos hasta que se cobre con sentido común la entrada, como en otros rincones del mundo?

Todo lo anterior es total y fácilmente posible, y los consumidores tenemos todo el poder de cambiarlo. Pero para eso primero nos tenemos que plantear qué queremos cambiar, qué futuro queremos para nosotros, nuestros hijos y nietos, en qué mundo queremos vivir, y repensar qué es lo que verdaderamente nos hace más felices y nos deja más satisfechos, no lo que nos brinda euforia instantánea.

¿Qué lugar le queremos dar a las compras y al consumo en nuestras vidas?

LO QUE EL DINERO NO PUEDE COMPRAR

La era del triunfalismo del mercado ha llegado a

su fin. La crisis financiera hizo más que poner en duda la capacidad de los mercados para repartir el riesgo de manera razonable. También extendió la sensación de que los mercados se han alejado de la moral y de que necesitamos algún modo de recuperarla (Sandel, 2013).

Efectivamente, tal como plantea Sandel, los mercados se han alejado de la moral; y cuando hablo de los mercados no me refiero sólo a empresas financieras, de productos, tecnología y servicios o a los medios de comunicación, sino también a nosotros los consumidores. No tenemos llenadera en nuestras pautas de consumo y compra, somos un barril sin fondo, y nos vamos dando cuenta de que lo más importante y lo que más felices nos hace, no se puede comprar.

Además de la codicia, la raíz del problema radica en la expansión de los mercados hacia esferas de la vida que nos pertenecen (o nos pertenecían), que nos incumben a nosotros como personas y grupos, no como consumidores que sólo compran. Es decir, vemos mercado en todo lo que rodea nuestra vida cotidiana: el mercado del arte, el mercado de los parques, el mercado del agua en los hogares; el mercado de lo que alguna vez fue gratis, público, o bien básico.

Ahora los parques o jardines públicos son patrocinados por empresas que los arreglan en parte y firman su contribución, ahora tienen zonas de comida donde están presentes distintas franquicias, como ocurre con Sushi Itto, Starbucks, Porco Rosso, Helados Roxy o Churros El Moro en el parque La Mexicana de Santa Fé. Ahora el museo MUAC es un lugar de compra y tiene el exclusivo restaurante Nube 7. ¿Se acuerdan cuando los museos, si llegaban a tener algo era un café común y corriente, accesible a estudiantes y ciudadanos de todo tipo?

Por otro lado, vemos usos mercantiles en los ámbitos de la salud, educación, seguridad pública, seguridad nacional, justicia penal, protección medioambiental, ocio, procreación y otros bienes sociales. Y nosotros, los consumidores, llenamos esos lugares. Por un lado está la codicia o el afán de hacer negocio con todo por parte de gobiernos y empresas, y por el otro, que no podemos salir a la calle sin que estemos pensando en qué consumir: un taco, datos para nuestro celular, los audífonos que traemos, por poner un par de ejemplos.

"Para afrontar esta situación necesitamos hacer más que arremeter contra la codicia. Necesitamos repensar el papel que los mercados deben desempeñar en nuestra sociedad" (Sandel, Michael. J. 2013).

Hay que reflexionar sobre los límites morales del mercado. Y es que "cuantas más cosas puede comprar el dinero, más importancia adquiere la abundancia (o su ausencia)" (Sandel, Michael. J. 2013). Cada cosa representa una posibilidad de ser comprada a un precio establecido, y la espiral continúa: ya pensamos que absolutamente todo tiene su precio.

Pero pensemos también en todo lo que no puede ser adquirido con dinero, o lo que puede ser adquirido pero con un límite monetario establecido por nosotros; nos acercamos al "porque puedo", adquirimos todo hasta llegar al exceso: no sé si lo quería o no, pero porque puedo, lo obtengo.

Por otro lado, "los mercados no sólo distribuyen bienes, sino también expresan y promueven actitudes respecto a las cosas que se intercambian" (Sandel, Michael. J. 2013). Por ejemplo, pago viendo publicidad, pagamos por que los niños lean, pagamos por no hacer cola, etc. Pagamos de tan distintas formas hoy en día, que en poco tiempo estaremos pagando con ver publicidad uno de los medios de comunicación más importantes en la actualidad, WhatsApp. Y como dice Sandel, hay veces que debemos de pensar en valores no mercantiles, que merecen ser respetados y protegidos.

Como consumidores y empresas tenemos que poner un freno a que todo se mercantilice y se meta en un esquema generador de dinero; a que todos los productos de consumo básico se vuelvan o se vendan como gourmet, premium, artesanal, o especial. Esto hace que unos tengan acceso a estos productos y se diferencien a través de consumirlos, pero volvemos a un mundo de dos polos: lo básico o genérico y lo exclusivo.

Este es un proceso normal, aunque hay productos básicos que podrían encarecerse demasiado. Es como el proceso de gentrificación en el urbanismo: barrios o colonias que se embellecen, se modernizan y se hacen más habitables, pero el precio es que mucha gente que residía ahí ya no puede pagar los costos asociados a ello y se tienen que ir.

LA GENERACIÓN 'YO'

Tal como destaca Jean M. Twenge en su libro La generación del yo (Twenge, 2014), hoy domina la lengua del yo como su lengua nativa. Las expectativas de la generación del yo son altas, ya que desean estudiar la universidad como mínimo, ganar mucho dinero, tener trabajo flexible que no los ate y además ser famosos.

El problema es que al mismo tiempo, se encuentran con que existe una gran competencia para entrar en las universidades, los buenos trabajos son muy difíciles de conseguir y de mantener, y las necesidades básicas como tener un hogar, un programa de salud, etc., son costosos. Las expectativas chocan con la realidades.

Esto también impacta el consumo, y lo que están dispuestos a hacer para alcanzar un nivel de vida, en muchos casos un mayor endeudamiento, replantear o postergar la salida de casa de sus padres, es decir, dependencia.

Yendo más allá de un tema generacional, en el libro La Tabla Rasa de Steven Pinker (2012) se cita a Paul Rozin, quien escribe sobre lo cambiante de los sentimientos morales, como algo general que puede suceder en diversas personas.

Una característica extraña de los "sentimientos morales" es que se pueden encender y apagar como si de un interruptor se tratara. Estos clics mentales se llaman "moralización" y "amoralización", y recientemente Rozin los ha estudiado en el laboratorio (Pinker). Se trata de decidir entre una mentalidad que juzga la conducta desde la perspectiva de la preferencia y una mentalidad que juzga la conducta desde la perspectiva del valor del sujeto.

Veamos un ejemplo que destaca el autor: "hay dos tipos de vegetarianos: los que no comen carne por razones de salud, concretamente para reducir las grasas y las toxinas en su dieta y quienes no comen carne por razones morales, concretamente para respetar los derechos de los animales". Rozin ha demostrado que los vegetarianos morales, comparados con los que se rigen por cuestiones de salud, ofrecen más razones para no comer carne, tienen una mayor reacción emocional ante ésta y son más proclives a considerarla un contaminante —por ejemplo, rechazan tomarse una sopa en la que haya caído una gota de caldo de carne—.

Es probable que los vegetarianos morales piensen que las demás personas deberían ser vegetarianas y que integren en sus costumbres cotidianas virtudes sin comprobar, por ejemplo, creer que comer carne hace a las personas más agresivas y les provoca mayores tendencias animales.

Tal como afirma Rozin, muchas conductas que tenemos como sociedad se han "amoralizado", Rozin (citado en Steven Pinker, 2012), para muchos han pasado de ser errores morales a ser decisiones sobre el modo de vida. Los actos "amoralizados" —con un menor tinte moral negativo— incluyen el divorcio, los hijos ilegítimos, las madres que trabajan fuera de casa, el consumo de marihuana, la homosexualidad, la masturbación, la sodomía, el sexo oral, el ateísmo y cualquier práctica de una cultura no occidental. Las nuevas conductas que se ven con un cristal "amoralizador" van variando con la época y el contexto. No asumo que con moralidad saldremos del exceso y la insaciabilidad de consumo y compra, pero es interesante ver cómo este factor de moralizar un tema o "amoralizarlo" tiene un efecto en nuestra percepción y pautas de consumo. Es un asunto que se mueve todo el tiempo: tintes moralizantes ante cosas que no los tenían y al revés, y que impacta nuestras actitudes hacia el consumo, y al final, al consumo en sí.

Para el autor, los siguientes son ejemplos de fenómenos o hechos que han adquirido un tinte moral hace muy poco:

- La publicidad infantil

- La seguridad de los coches
- Las muñecas Barbie
- Las grandes superficies (autoservicios)
- Las fotos de mujeres desnudas
- La ropa fabricada en el Tercer Mundo
- La seguridad del consumidor
- Las granjas de propiedad corporativa
- Los estudios financiados por Defensa
- Los pañales desechables
- Los chistes étnicos
- Los salarios de ejecutivo
- La comida rápida
- Ligar en el trabajo
- Los aditivos de los alimentos
- El uso de pieles
- Las presas hidroeléctricas
- Las pruebas de coeficiente intelectual
- La tala de árboles
- La extracción de minerales
- La energía nuclear
- La extracción de petróleo
- La propiedad de determinadas reservas
- Las granjas avícolas
- Las festividades públicas (Día de la Hispanidad, de Martin Luther King)
- La investigación sobre el sida
- La investigación sobre el cáncer de mama
- Los azotes a los niños
- Las zonas residenciales ("expansión")
- El azúcar
- Las deducciones fiscales
- Los juguetes bélicos
- La violencia en la televisión

- El peso de las modelos.

Más allá de si consumir estos temas tiene o no un tinte moral a diferencia de tiempos pasados, esto no es suficiente para que se dé un cambio de conducta, ya que se trata en muchos casos de cambios en percepciones, actitudes y discusiones en la esfera pública, y en muchos casos los cambios en conducta son minoritarios o sólo ocurren en pequeños segmentos de la población. Pero nos orienta en los cambios que se van dando en cuestiones éticas y morales de los consumidores, y tienen un efecto en los patrones de consumo de los consumidores. Podrían estar ayudando a que no se consuman ciertos tipos de productos o se consuman otros por los tintes moralizantes que conlleven su consumo.

LA FORMACIÓN DE NUEVOS HÁBITOS

"Para bien o para mal, los hábitos son la arquitectura invisible de nuestra vida diaria" (Rubin, 2015).

Uno de los temas que nos lleva más a la compra compulsiva, es la formación de nuestros hábitos y costumbres. En muchas ocasiones los realizamos en automático y sin pensar, y nos encaminan a repetir patrones de consumo, para bien y para mal.

Ese café saliendo del súper, ese hábito de salir del edificio a fumar, de echarle tantas salsas y condimentos a la comida, y más. Aunque existen buenos y malos hábitos —esta denominación puede ser controversial y subjetiva —, hay también quienes tienen el hábito de leer, de hacer ejercicio, de meditar, de desayunar en familia los fines de semana, etcétera.

Los hábitos no solo son conductas repetidas

continuamente, también pueden ser esporádicos. Por otro lado, como se ha comprobado, no todos los hábitos funcionan en todas las personas, ya que hay quienes empiezan un cambio de hábitos de forma paulatina, mientras que a otros les funciona más reformarlos de súbito. Por eso es necesario conocernos a nosotros mismos y ver qué nos funciona más a la hora de cambiar nuestros hábitos para una mejor vida.

Gretchen Rubin en su libro nos plantea, entre otras cosas, que diariamente repetimos aproximadamente 40% de nuestras conductas, y cómo el poder de los hábitos hace que si cambiamos éstos podamos modificar nuestras vidas.

Para la autora, el hábito es "la conducta recurrente, apuntalada a un contexto específico, generalmente sucede sin mucho conocimiento o intención consciente, y es adquirido a través de repetición frecuente" (Rubin). Si lo relacionamos con una conducta compulsiva de consumo, en muchos casos tenemos hábitos compulsivos y repetidos de consumismo, estos suelen ser inconscientes y se encuentran en el contexto que mencioné anteriormente de la cultura del consumo en que todo lo vivimos, comparamos, medimos en términos de lo que compramos y consumimos.

Pero como ella misma menciona, el cambio de los hábitos está en la decisión de modificarlos, pero los hábitos pueden reformarse posiblemente a través de liberarnos de tomar decisiones y de utilizar el auto-control. No decidimos lavarnos los dientes o tomar una pastilla que nos toca porque ya lo teníamos decidido antes de hecho. Con los hábitos no pensamos si vamos a decidir cambiar o si nos vamos a controlar sino simplemente los hacemos.

Pero sí podemos pensar en cambiar hacia conductas y costumbres más saludables y buenas, transformarlas en rutinas y que se conviertan en hábitos.

Por otro lado, es sumamente interesante ver como la autora plasma su experiencia en una serie de conceptos que conforman su "Manifiesto de los hábitos":

- Lo que hacemos todos los días importa más que lo que hacemos una vez cada tanto.
- Haz que sea fácil hacer lo correcto y difícil hacer lo incorrecto.
- Enfócate en las acciones, no en los resultados.
- Al dar algo, podemos ganar.
- Frecuentemente las cosas se ponen más difíciles antes de ponerse más fáciles.
- Cuando damos más de nosotros, podemos pedir más de nosotros.
- No somos tan diferentes de otras personas, pero esas diferencias son muy importantes.
- Es más fácil cambiar nuestro entorno que a nosotros mismos.
- No podemos hacer que la gente cambie, pero cuando cambiamos, otros pueden cambiar.
- Debemos de asegurarnos de que las cosas que hacemos para sentirnos mejor no nos hagan sentirnos peor.
- Manejamos lo que monitoreamos.
- Cuando estemos listos para empezar, empecemos ahora.

Es un planteamiento enriquecedor para llegar a un consumo más consciente, plantearnos el cambio de hábitos sin esperar que tiemble, que aparezca un nuevo mal como el AH1N1 o que haya escasez de agua o desabasto de bienes básicos. O no plantearlo solo porque sea un tema 'cool' o de tendencia, sino algo en que ayudamos y contribuimos a acelerar nuestros nuevos hábitos en beneficio del planeta... y claro, de nosotros mismos y los que están alrededor.

LA 'HORA FELIZ'

La buena vida es otro concepto apasionante que va más allá de la riqueza. Está relacionado con vivir bien, ser feliz, tener bienestar y hacer el bien. Y cuando Martin Seligman (2012) habla de la buena vida toma en cuenta una diversidad de conceptos. Él plantea que ver al dinero como un fin es un error y argumenta que el dinero debe de ser utilizado para alcanzar la buena vida, misma que consta de siete elementos: los bienes básicos de la salud, seguridad, respeto, personalidad, armonía con la naturaleza, amistad y ocio. La distribución y jerarquización de estos siete componentes depende de la edad, la circunstancia y el temperamento.

Además de que vayamos logrando una tendencia contraria a lo que está pasando, que generemos formas en que la desigualdad social sea cada vez menor, que crezca la clase media —no sólo en dos o tres países—, que hagamos que millones alcancen la línea del bienestar lo más pronto posible, que continuemos con la inclusión y la equidad en los trabajos. El solo hecho de sacar de la pobreza a millones no nos quita que esos millones sigan con la misma cultura del consumo que haga aumentar más la basura, el desperdicio, la compra compulsiva y más. Por eso no es suficiente lograr la enorme labor de sacar a millones de ciudadanos de la pobreza. Necesitamos preguntarnos: ¿porqué nos excedemos? ¿de verdad necesitamos todo esto? ¿hacia qué mundo nos encaminamos si seguimos consumiendo así? ¿Qué nos espera?

Al final, las anteriores ideas son algunas propuestas que considero interesantes ya que no era el objeto del libro llegar a recetas, panfletos o tips de cómo ser menos compulsivos en las compras o el tan ambicioso objetivo de proponer un esquema alterno al mercado.

Pero sí poner ojo crítico y en tela de juicio nuestros patrones de consumo actuales que pueden tener enormes efectos en nuestro futuro y el de nuestros hijos.

Revisar los estragos de nuestras conductas de compra y consumo, y empezar a ver vías de cambio, antes de esperar que éstos vengan de afuera. Y plantear hacer negocios de forma diferente, así como no esperar cambios de gobiernos, empresas e instituciones para empezar a cambiar nuestros hábitos. Que el tema del consumo y la posesión vuelva a su al lugar correcto.

Salirnos del waffle consumista, de lo que simboliza ese waffle, la exageración, el sinsentido, la desorientación, la superficialidad, hablando sin decir nada, comprando para paliar, subsanar, evadir, sentirnos encima de otros, para ver cuanto valemos. No hacernos waffle y no darle rodeos al tema, ya que es tiempo de empezar a darle el lugar que merecen las compras, objetos y consumo, un lugar realmente menor con respecto a otros mucho más importantes en la vida.

Por otro lado, cuando hablo de "La hora feliz" o "Happy Hour" que tanto utilizan bares y restaurantes en nuestro país y en el mundo, me refiero a dos sentidos: en primer lugar literalmente a esa hora feliz en que nos hacen una promoción en un lugar agradable, donde estamos acompañados de gente y la pasamos muy bien. A esa sensación de felicidad, de júbilo, de grandes emociones y entusiasmo, de euforia, de placer instantáneo. A veces lo equiparo también a cuando vamos a un buffet donde podemos comer todo lo que queramos por cierto precio.

Muchas veces en la hora feliz o el buffet de un viaje "todo incluido" cuando salimos de vacaciones, estamos contentos y relajados, pero comemos o bebemos de más, nos excedemos, nos concentramos en el momento. Aún estamos llenos por la comida o bebida pasada y volvemos a comer y nos sobrepasamos. Esta es una muy buena metáfora sobre lo que nos está ocurriendo con respecto al consumismo, nuestras compras compulsivas; son tiempos en que acumulamos cosas, gastamos de más, como si estuviéramos en La gran comilona, aquella película que narra la historia de cuatro personajes que se reúnen un fin de semana en una villa para implementar un suicidio gastronómico colectivo.

Todos son ejemplos de exceso, de obsesión, de compulsión, de placer sin límites, de estados anímicos exaltados y eufóricos, pero son una metáfora de a dónde hemos llegado, y de dónde tenemos que salir.

¿Cómo sería una hora feliz sin beber o un bufet sin hambre? ¿Porqué tenemos que llegar a los extremos para darnos cuenta de las cosas?

En contraste con lo anterior existe la buena vida, o como lo queramos llamar, porque no me refiero a darse la buena vida llena de lujos, sino que sea buena porque nos hace bien.

Un mundo en el que la vida no gira alrededor de consumir, comprar u obtener algo, sino de las relaciones, nuestros planes, nuestros proyectos, el disfrute del ocio, nuestro contacto con nuestro barrio y con la naturaleza, lo que verdaderamente nos hace ser lo que somos, no lo que tenemos.

Un mundo en el que le damos su justo lugar a comprar productos, servicios, experiencias, tecnologías o lo que queramos. Donde nos preocupamos y tenemos hábitos más saludables. Donde pensamos en la buena vida del futuro y tomamos medidas para desperdiciar menos, reciclar y reusar más. Donde consumimos lo orgánico o verde porque nos hace bien, nos hace mejor, porque ayudamos a alguien que lo produjo, no por moda o para sentirnos diferentes de los demás. Un mundo donde lo básico no es malo, no es unbranded porque la marca más importante si así queremos llamarlo– es uno mismo, sin egocentrismos ni tanta selfie ni obsesión por compartir, pero con un afán narcisista.

El segundo sentido de "la hora feliz" es analizar lo que verdaderamente nos hace felices, lo que nos satisface, lo que nos llena, lo que nos costó trabajo y por eso nos hizo más felices. Lo que no se puede tocar o comparar. Lo que no es paliativo de nada, no sirve para compensar nada, ni para compararnos con otros.

La hora feliz empieza cuando termina la Era consumista descrita en el libro. Démosle la bienvenida a la Era Post-Consumista que ya varios autores identifican, como por ejemplo, Kate Soper que también lo denomina "Placer Alternativo" (Soper, 2017). Ese desencanto con el consumismo, esa conciencia de lo que es en realidad la riqueza, esa recuperación de experiencias de antes como salir al parque, jugar o adentrarte en tu comunidad o tu barrio, fuera de tu Cocoon aunque éste sea tan cómodo. Una visión más comprometida y considerando a los demás, los diversos otros.

El aspecto hedonista de este cambio en las

prácticas de consumo no reside exclusivamente en el deseo de evitar o limitar los derivados no placenteros de opulencia colectiva, sino también por los placeres intrínsecos y personales de consumir diferente. El ciclista o el caminante disfruta experiencias sensuales que el conductor no puede (Soper, 2017).

Como dice Soper, el placer se puede vivir de una forma diferente, sin perdernos de cosas, sin sentir que nos limitamos de nada importante. Con placer no con frugalidad necesariamente, pero con otras formas alternativas e vivir el placer.

Y claro, como siempre, no dejemos de darnos nuestros lujos, nuestros gustos, regalemos cosas a quienes queremos, ¿por qué no? pero repensando en el impacto de nuestro consumo.

Tampoco es necesario polarizar el tema, enjuiciar a los demás y hablar de 'ellos' y 'nosotros'. Esto normalmente no lleva a nada constructivo.

Al final se empieza con el hábito, con el ejemplo, con el cambio y la inspiración para que otros cambien.

Disfrutemos de una película o un concierto sin necesidad de tantas cosas más. Nuevamente, ¿En qué momento se volvió necesario tener un combo con un litro de refresco, una cubeta de palomitas y nachos con queso para disfrutar de una buena película?

Es hora de que pensemos qué futuro queremos, qué estamos haciendo para llegar a él y qué tenemos que hacer para lograrlo; claro está que involucrará muchos cambios, desenganches y momentos difíciles para muchos en un inicio, pero el objetivo será llegar a la hora de la felicidad real, la de verdad.

[1]American Psychological Association

REFERENCIAS

Aaron, Margo. *Why we buy things we don't need.* Medium (medium.com). Octubre 9, 2016.

Alto Nivel. *Los 10 países con mayor depresión en el mundo.* Revista Alto Nivel. 3/Agosto/2011.

Amador Octavio. Rodríguez María Alejandra. *México, noveno país más dinámico en el mercado de lujo.* 2017, Junio 12. Periódico El Economista.

Andreassen, C.S., Griffiths M.D., Pallesen S., Bilder R.M., Torsheim T., Aboujaoude E. *The Bergen Shopping Addiction Scale: reliability and validity of a brief screening test.* Frontiers in Psychology. Septiembre 17, 2015.

Ayala, Fabiola. *México pierde 11 lugares en el índice de felicidad en el último sexenio.* Publímetro. Marzo 20, 2017.

Banschick, Mark. *The Shopaholic: when shopping becomes an illness.* Psychology Today (Julio 8, 2014).

Baudrillard, Jean. *La sociedad de consumo. Sus mitos, sus estructuras.* Editorial Siglo XXI. Febrero, 2009. Primera edición en castellano, Plaza & Janes, 1974.

Bauman, Zygmunt. *Mundo consumo.* Editorial: PAIDOS IBERICA. 2010.

Bauman, Zygmunt. *Vida de Consumo.* Editorial Fondo de

Cultura Económica de España. 2007.

Baumgartner, Jennifer. *The Psychology of Vintage. An Interview with Bianca Turetsky, Author of The Time-Traveling Fashionista.* Psychology Today. Marzo 27, 2012.

Beigbeder, Frédéric. *13,99 euros.* Editorial Anagrama. 2005. 8ª. Edición.

Black, DW. *Compulsive buying disorder: a review of the evidence.* Febrero 12, 2007. NCBI.

Brown, Donald. *Human Universals.* McGraw-Hill Humanities/Social Sciences/Languages. 1ra Edición. Enero 1, 1991.

Bruno, David. *The 100 Thing Challenge: How I Got Rid of Almost Everything, Remade My Life, and Regained My Soul.* Editorial Harper Paperbacks. Diciembre 28, 2010.

Byung-Chui Han. *Expulsión de lo distinto.* Editorial: Herder. Edición: 1ª. Publicación: 02/2017.

Choi Soon-Hwa. *Anti-consumption becomes a trend.* SERI Quarterly. Julio 2011.

Concheiro, Luciano. *Contra el tiempo. Filosofía práctica del instante.* Editorial Anagrama. Colección Argumentos. 2/11/2016.

Conway Sian. *Can conscious consumerism save the world?* #Ethical Hour. ethicalhour.co.uk. Febrero 11, 2019.

Dabbagh Rollán, Víctor Omar. *Evolución y factores del consumo de bienes duraderos en tiempos de crisis prolongada.* Aposta. Revista de Ciencias Sociales, núm. 64, enero-marzo, 2015, pp. 1-21. Luis Gómez Encinas ed. Móstoles, España.

Danzico Matthew. *Cult of less: Living out a hard drive.* BBC News. Washington, 16 Agosto 2010.

Darrat A. A., Darrat A. M. y Amyx D. *How impulse buying influences compulsive buying: The central role ofconsumer anxiety and escapism.* Journal of retailing and consumer services. Oct 11, 2017.

Davies, William. *La industria de la felicidad: Cómo el gobierno y las grandes empresas nos vendieron el bienestar.* Publicó: MALPASO. Edición Kindle. 1ª Edición (Octubre 3, 2016).

De Graaf, John. *Affluenza.* PBS. Estados Unidos. Video en inglés. Septiembre, 15, 1997.

De la Mora, Juan Luis. *El adicto: subjetividad contemporánea.* Revista Nexos. Diciembre 1, 2017.

Ducharme, Jamie. *This Is the Amount of Money You Need to Be Happy, According to Research.* Money. Febrero 14, 2018.

Etzioni, Amitai. *The Crisis of American Consumerism.* Huffingtonpost. 09/04/2012.

Ferguson, Charles. *Inside Job.* Documental. Estados Unidos 2010. Sony Pictures Classics.

Food and Agriculture Organization of the United Nations. *Save food: Global Initiative on Food Loss and Waste Reduction.* 2018.

Forbes, Kent. *Escape! From the Cult of Materialism.* Documental. Fair Wind Films. 2016.

Frayne, David. *El rechazo del trabajo. Teoría y práctica de la resistencia al trabajo.* Edición Kindle. Edición 1. Ediciones

Akal, S.A.; Edición: 1 (27 de junio de 2017).

Fuentes, Mario Luis. *México social: depresión, agenda de riesgo.* Periódico Excelsior. 4/abril/2017.

Gaski, John F. *Does Marketing Ethics Really Have Anything to Say? – A Critical Inventory of the Literature.* Journal of Business Ethics 18: 315–334, 1999.

García de Vinuesa, Fernando. González Pardo, Héctor, Pérez Álvarez, Marino. *Volviendo a la normalidad. La invención del TDAH y del trastorno bipolar infantil.* Editorial Alianza. Marzo 27, 2014.

Giang, Vivian. *These are the Long-Term Effects of Multitasking.* Fast Company. 03.01.2016.

Gore, Al. *Earth in the Balance: Ecology and the Human Spirit.* Houghton Mifflin. First Printing. 1992.

Gülen Sarial-Abi a, Kathleen D. Vohs b, Ryan Hamilton c, Aulona Ulqinaku d. *Stitching time: Vintage consumption connects the past, present, and future.* Journal of Consumer Psychology, Febrero 27, 2017.

Harris, Misty. *Consumers attracted to status of 'green' products more than benefits, research suggests.* National Post. Canwest News Service. Septiembre 13, 2009.

Illinois Institute for Addiction Recovery. http://www.addictionrecov.org/Addictions.

Jackson, Tim. *Prosperity without Growth: Foundations for the Economy of Tomorrow.* Publicado por Routledge; 2a Edición (Diciembre 10, 2016).

Kantar Millward Brown & WPP. *Las 100 marcas más valiosas del mundo valen en 2018 un 21% más que en 2017.*

Mayo 29, 2018. Press Release.

Kasser, Tim. *The High Price of Materialism.* Publicado por A Bradford Book. Agosto 29, 2003.

Kasser, Tim. Kanner, Allen. D. *Psychology and Consumer Culture: The Struggle for a Good Life in a Materialistic World.* Publicó: Amer Psychological Assn. 1ª Edición. (Octubre 1, 2003).

Kasser T, Rosenblum KL, Sameroff AJ, et al. *Changes in materialism, changes in psychological well-being: Evidence from three longitudinal studies and an intervention experiment.* Journal of Motivation and Emotion. 2014; 38:1-22.

Kavanagh, Jennifer. Rich, Michael D. *Truth Decay: An Initial Exploration of the Diminishing Role of Facts and Analysis in American Public Life.* Enero 26, 2018. Publicó: RAND Corporation.

Koivisto, Marjo. *As the innovation race hots up, how can we value intangible assets?.* World Economic Forum. Septiembre 14, 2018.

Koran Lorrin M., Faber Ronald J., Aboujaoude Elias, Large Michael D., Serpe Richard T. *Estimated Prevalence of Compulsive Buying Behavior in the United States.* Octubre 1, 2006.

Kubu y Machado. *Why Multitasking Is Bad for You.* Revista Time. Abril 20, 2017.

Lane Benson, April. *To Buy or Not to Buy: Why We Overshop and How to Stop.* Publicado por Trumpeter. Diciembre 30, 2008.

Lara, Rosalía. *La clase media, la salvavidas del consumo en México.* Revista Expansión. Octubre 23, 2017.

Ling, Adrian. *74% de mexicanos cambia de teléfono aunque no lo necesite: Greenpeace.* Unocero. Agosto 15, 2016.

Lipovetsky, Gilles. *De la ligereza.* Editorial Anagrama. Colección Argumentos. 2016.

López Romo, Heriberto. *Actualización regla AMAI NSE 8x7.* Congreso AMAI 2011.

MacMillan, Amanda. *12 Reasons to Stop Multitasking Now!.* Revista Health. Febrero 1, 2019.

Martell, Maren. *The race to find the Brain's BuyMeButton,* welt.de, 20 enero 2011, trad. Worldcrunch.com, 2 de Julio de 2011. Citado por Davies.

McVeigh Tracy. *One woman in five is a shopaholic.* The Observer, The Guardian. Noviembre 26, 2000.

Monbiot, George. *Materialism: a system that eats us from the inside out.* The Guardian. Diciembre 9, 2013.

Morgan, Andrew. *The True Cost.* Documental. Productora: Life Is My Movie Entertainment. Mayo, 2015.

Morran, Chris. *USDA Asks Meat, Dairy Companies To Replace Confusing Expiration & Sell-By Labels With "Best If Used By" Date.* Consumerist.com. Febrero 15, 2017.

Newman, Daniel. *In The Age Of Experience: The Best Brands Tell Better Stories And Make You A Part Of Them.* Revista Forbes. Marzo 8, 2016.

Newport Cal. *Deep work: Rules for focused success in a distracted world.* Enero 5, 2016. Grand Central Publishing.

Nietzsche, Friedrich. *La voluntad del poder.* Editorial EDAF. 1985.

Oxfam International. *62 personas poseen la misma riqueza que la mitad de la población mundial.* Oxfam.org. Enero 18, 2016.

Pinker, Steven. *Cómo funciona la mente.* Ediciones Destino. Noviembre 17, 2008. Colección: Imago Mundi.

Pinker, Steven. *La tabla rasa. La negación moderna de la naturaleza humana.* Editorial Paidós Transiciones. 2012.

Ramírez, Miriam. *Yoga y terapias alternativas ganan seguidores en México.* Periódico Milenio. 18/abril/2016.

Redacción de El Economista. *Mexicanos son menos felices que hace cinco años.* Periódico El Economista. Enero 5, 2018.

Revista Expansión. *Demanda de cubrebocas aumentó 12 veces.* Revista Expansión. Mayo 31, 2013.

Rodríguez, Karla. *Gimnasios: un negocio con mucho músculo.* Revista Expansión. Agosto 28, 2013.

Rubin, Gretschen. *Better Than Before: Mastering the Habits of Our Everyday Lives.* Edición Kindle. Amazon Mexico Services, Inc. Marzo 17, 2015.

Saiidi, Uptin. *Millennials are prioritizing 'experiences' over stuff.* CNBC. Mayo 5, 2016.

Sandel, Michael. J. *Lo que el dinero no puede comprar: Los límites morales del mercado.* Editorial Debate. 2013.

Sandel, Michael. *Justicia: ¿hacemos lo que debemos?.* Editorial Debate. 2011.

Schwartz, Shalom H. *Are There Universal Aspects in the Structure and Contents of Human Values?*. Journal of Social Issues. Vol. 50. No. 4 , 1994, pp. 19-45.

Seligman, Martin. *Flourish: A Visionary New Understanding of Happiness and Well-Being.* Editor Atria Books. Febrero 7, 2012.

Skidelsky Edward y Skidelsky Robert. *How much is enough?.* Editorial Penguin. 2013.

Soler, Jordi. *El "boom" de la felicidad.* Milenio. Melancolía de la resistencia. Diciembre 12, 2016.

Soper, Kate. *A New Hedonism: A Post-Consumerism Vision.* November 22, 2017. The Next System Project.

Swanson, Ana. *You might be among the world's richest people and not realize it.* The Washington Post. Enero 21, 2016.

Tara Parker-Pope. *Psychiatry Handbook Linked to Drug Industry.* New York Times. mell.blogs.nytimes.com, Mayo 6, 2008. Citado por Davies.

The Philosophers' Mail. *This Dead Dutchman Teaches Us That 'Consumerism' Isn't Always A Bad Thing.* Huffington Post. 07/07/2014.

T3Mexico. *En México se desperdician más de 270 toneladas de ropa.* Agosto 2, 2018.

Twenge, Jean M. *Generation Me: Why Today's Young Americans Are More Confident, Assertive, Entitled--And More Miserable Than Ever Before.* Editor: Atria Books. Revised, Updated ed. Septiembre 30, 2014.

UN News. *Global warming report, an 'ear-splitting wake-up call' warns UN chief.* UN News. news.un.org. Octubre 8, 2018.

Vélez, Allan. *Mexicanos cambian de celular cada 20 meses: Qualcomm e IDC.* parentesis.com Noviembre 28, 2016.

Whitehead, Shannon. *Las cinco verdades que la industria de la moda rápida no quiere que sepas.* Huffington Post. Agosto 29, 2014.

Wiking, Meik. *The Little Book of Hygge: Danish Secrets to Happy Living.* Editor: William Morrow & Company. Enero 17, 2017.
WTO (World Health Organization). *Gaming Disorder.* Online Q&A. Septiembre, 2018.

www.ingramcontent.com/pod-product-compliance
Lightning Source LLC
Chambersburg PA
CBHW010722110626
46523CB00046B/703